ちくま学芸文庫

「思春期を考える」ことについて

中井久夫コレクション

中井久夫

筑摩書房

目次

「思春期を考える」ことについて

I

思春期における精神病および類似状態

私は思春期の精神病の話をすることになっていますが、精神病の話をするときについつい精神科医の悪いくせが出て病気を通して人間を見るということになりがちですので、お聞きになる皆さんが一種の拡大解釈をされて、担当なさっている子どもさんが精神病ではないかと心配されるかもしれません。で、まず、一般に、病気の話を聞いたり読んだりすると自分や近しい人がどうもその病気に思えてくることはよくあることとお考え下さいと一言申しあげてから本論に入りたいと思います。実はこのことが精神医学の啓蒙書を書いたり講演をする時のむずかしさなのです。つまり、読む人を無用な不安におとしいれず、拡大解釈されずに、しかも必要なことは漏らさず言うむずかしさです。

1　思春期の精神病の分類はむずかしい

まず、基本的なところから申します。もともと精神医学は成人を標準としてつくられたもので、児童の精神障害にはまだまとまった分類体系がないといっていい位です。まして思春期についてはそうです。成人の疾病分類体系でさえWHOが改訂するたびに内容が変っている有様で、われわれをとまどわせます。

精神科の病気は、病むものを脳と考えても精神と考えても、とにかく単一で高度に統一的なものがなんらかの形で病むことですから、きちんと仕切った分類を作るほうが無理なのかもしれません。例えていえばじゅうたんの模様のようなもので、端に魚の模様があるとすれば、それがいつの間にか木の模様になり鳥の模様にかわり、しかも境界ははっきりしていない、それが精神科の分類の実態だと思ってもいいかもしれません。

ですから、中間的なものが沢山あります。人間には典型的なものをはっきり見て中間的なものを見にくい傾向があるので、どうしても中間地帯を狭く見てしまうものです。ところが、まさに思春期においては、鳥と見れば鳥に見え、魚と見れば魚に見えてしまうような、まぎらわしい病像が非常に多いのです。特に思春期における統合失調症の現われかたについて、なるほどと思ったことは、「統合失調症らしく見えるものは大体統合失調症でなく、いちばん統合失調症らしくないものが統合失調症に発展していく」という警告で、シュトゥッテというドイツの児童精神科医がある全書に書いています。

症例1

躁うつ病やてんかんの話はさておいて、主に統合失調症圏の話をいたします。統合失調症は、まず年齢によってこのような現われかたをしうるというひとつの例を示したものが図1です。

図1

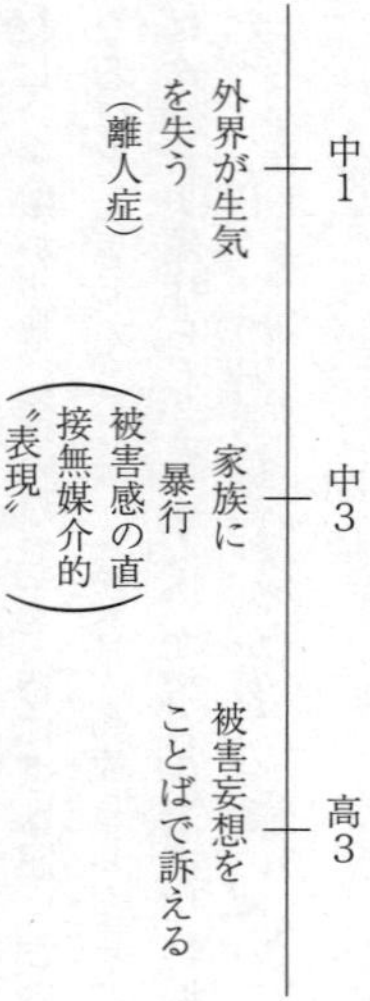

これは男の子の例ですが、中学一年生のときに外界が突然生気を失い、芝居の書割りのように見えてきて、現実感がなくなったと言うのです。これは周知の離人症で、正常人から、統合失調症の始まり、あるいは回復期に現われる非常に一般的な症状です。正常人でも、徹夜マージャンをやったとか非常に疲れた時に、電燈が白々としてきて全体としてしらけた索漠とした感じになる時は、軽い離人症に陥っているといっていいかもしれません。離人症とは、非現実体験など現実感が稀薄化する正常体験につながる現象です。

この人の場合の離人症は、ある時間に始まって、そのまま持続しました。彼は「人に言ってもしかたないから、そのまま学校へ行っていた」というのですが、これは離人症としては奇妙なことです。大人の離人症患者は非現実感を訴えてやまない人が多く、それも非常に知的に精神医学用語を用いて訴えるのですが、彼は、他人に言ってもしかたがないからそのまま学校に行っていたという。実に平然としたものです。ところが中学三年生になると、家族に対して理由のわからない暴力をふるうようになりました。そして高校三年になると、被害妄想をちゃんと言葉で話すようになってきたのです。妄想は、言葉で本人が話してくれなければごく間接的にしか推定できませんし、まして断定などできません。

この、離人症（現実感の喪失）から家族内暴行を通って被害妄想にいたる流れを見ますと、やはりそこに年齢の動き、一種の成長というものがあると考えさせられます。被害妄想が成立するためには、それを言葉で表現する能力が成熟していなければなりません。むろん思春期の人たちの日本語の能力がふつうの意味で不十分だというのではありませんが、こういう未曾有の事態をなんとか言葉で表現しようとする——言葉の発見論的な使用法といいますか——能力が生じてくるのが思春期後期です（小学生の作文や画は紋切型が多い。中学生と対照的です）。もし言葉を知らない人が被害妄想に相当するものを感じたとすると、なにか漠然とした圧迫感、非常なきゅうくつさ、思うように動けない、動いたら大変だ、というような感覚だろうと思います。例えば誰がどのように自分をやっつけに来るとかいうことを考えるためには、言葉が探求力をもたなければなりません。妄想を持つのは、ひとつの能力だといってもよいでしょう。そして妄想を持続的にもつ能力は、大ざっぱにいって十八歳以後になるのではないでしょうか。コンラートという人が一寸触れていることです。

言語の発見論的使用の発達の他に、自我の成立があります。われわれが自分をどうみるか、それには二つの面があります。ひとつは〝one of them〟（大勢の中のひとり）としての自分であり、似たりよったりのごくふつうの何十億かの人類の一人という意味です。もうひとつは、世界の中心としての自分です。私がいかに平凡であろうと、この世からいなくなれば私にとって世界は消滅してしまいます。その意味では私はユニークな、他人とおきかえられない存在です。一般の精神医学者はどちらかというと「one of them としての自分」を重視しているようですが、私は、同時に「世界の中心としての自分」とのつり合いがとれていることが精神的に健康であるひとつの基礎条件と考えています。この「つり合いをとる」ということには微妙な困難さがあります。いかなることでこのつり合いが可能なのかわかりませんが、経験上私どもは両方とも否定できないことであるのがわかっています。学童期には〝one of them〟という感覚が主座を占めているようであるが、思春期になると独自な存在としての自我が、はじめてここで目ざめるとはいわないにしても、前に出てきます。

被害妄想とは、世界のいかなるものも偶然そこにあるのでなく、何らかの形で自分に対して被害的な意味で関連してくる事態の表現でしょう。ここで「ことばで訴える能力」と「自我の成立」の二つがあってはじめて被害妄想が成立するのであり、図1で中学三年ごろの「家族内暴行」も（本当のところはわからないにしても）一種の被害妄想——前妄想というべきか——に関係していたかもしれない可能性が考えられます。もしわれわれが何か不当な被害を受けたと感じた瞬間に、というよりむしろ感じる代りに、その時即座に行動として相手あるいは相手の代理をぶんなぐれば妄想は成立する暇がないとも言えます。思考や観念は、「ちょっと待てよ」と考えて、「やはりあやしい、だから反撃するのだ」という一種の迂回路をとるので、「家族内暴行」の時点ではこの迂回路はまだ成立していなかったのだとも考えられるかもしれないという気がします。ふり返ってみると離人症も、思考という迂回路が疎通していなかったためか、あるいは、自分は世界の中でユニークな存在だという意味での自我がまだ確立していなかったために、「他人に話したってしかたがないし、別に困るわけでもないからそのまま学校へ行っていた」という状態であったと考えられるのです。

ではさらにその前はどうかという問題がありますが、一般に、花なら花が咲くのは、咲く寸前に与えた肥料あるいは環境のせいではなく、もっと以前の種をまいた時からの蓄積のためでしょう。会社の経営が悪くなるのも、その悪くなる瞬間の経営の如何によることは少なくて、それまでの例えば放漫経営などによることが多いのは新聞紙上で見かける通りです。学童期は一番症状の少ない時期、フロイトが「潜伏期」と名づけた時期です（潜伏期という名は症状が潜伏しているという意味でなく、広い意味での性（sexuality, eroticism）が潜伏しているという意味です）。一番問題が少ないといわれてきたこの時期にほんとうは問題の根があるのではないかとも考えられます。

症例2

もう少しいろいろな形を提示してみたいと思います。私が名古屋市立大学に赴任したときに木村教授に教えられたことは「君、高校一年の二学期のはじめは発病が多いね」ということです（図2）。たしかにその通りで、この時期は特に要注意の時期です。

図2

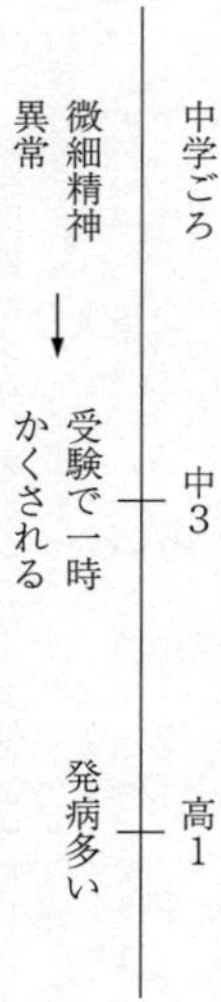

こういう人に聞いてみますと、中学校の頃に小さな〝事件〟があります。例えば「夜中に誰か訪ねて来たような気がして外へ出てみたら誰もいなかった」とか、「夜中にふっとかけ出して行こうとするので兄さんが追いかけていってつれ戻すと、とたんに「こわい」といってワッと泣きだした」など、それだけで終ってあとには一見何も残らなかった事件です。あるいは、「誰それが自分を快く思っていない」といってふさぎこんでしばらく学校へ行かなかったなど――こういう小事件がちらほら起こっています。しかし、中学三年生のあたりで受験勉強で覆いかくされてしまい、高校に入ってからも一学期は辛うじて持ちこたえて、夏休みが過ぎて、さてまた学校へ行こうという時に行けなくなり、力尽きた状態で病気がはじまるようです。つまり、中学校時代に「微細精神異常」がちょくちょく起こり、それから少し間を置いて高校一年に統合失調症らしい事態が始まっていく場合です。

症例3

これに似たような形ですが、微細精神異常でなく、一見神経症の形をとることもあります(図3)。例えば強迫神経症です。思春期強迫症にはなかなか重症のものがありますが、時には小学校の頃からはじまっていることもあり、ここで一旦治癒しても思春期にもう一度治療し直さなければならないことが多いようです。小学校の時の治療効果が顕著であっても、思春期に入ると改めて第二ラウンドの治療が必要になるらしいのです。

図3

中学
内閉症
強迫症
心気症
↓
統合失調症的に(一部は)

学童期の強迫症や心気症の大部分は治るにしても一部は精神病状態に移行していくことがあります。例えば「不登校」という現象ですが、これは「アル中」と同様に、一つの病気というより行動を指しています。症状はいろいろあります。身体のことを気にする心気症との関係も密接です。朝になると頭が痛くなったり、おなかが痛くなったりして学校に行けなくなる。それから、強迫症特に重症の強迫症との関係もかなりあります。例えば、朝までかかって宿題をやって学校に行けなくなるとか。また、これは京都大学の山中康裕氏が自閉症と区別する意味で「内閉症」(今の「ひきこもり」か)といっていますが、部屋に閉じこもってステレオを聞いたりハム通信をしたりして、数年を過すという形の不登校が相当あります。一種の〝巣ごも

"ですが、なかには統合失調症なのかどうかわからないようになっていく人があります。以上とは逆に中学校で成人型の統合失調症の症状を示す人もいます。なかには、中学校までは非常に健康であって中学校時代とくに中学二年に〝黄金の時代〟・〝真昼の時代〟（と自分でも表現する）を過した人が、高校に入って急にまいってしまうこともあります。ですから、思春期というわりと短い時期で区切ってみますと非常に多種多様でもあり、またこの人たちがすべて統合失調症になるわけではありません。最初申しましたように、こういう現象があればすぐさま統合失調症を考える、あるいはそれを心配しなければならないのではありません。

しかし、精神病と神経症との差を簡単に言って、神経症のほうは本人も悩み周囲も多少わずらわしい点があるにしても、何とか皆とやっていけるが統合失調症はそうでないとすれば、神経症と精神病を隔てる床板（あるいは氷）が思春期には薄くて踏み抜きやすくなっているとも表現できそうです。われわれは今のような症状があった時は、ひそかにそういう〝踏み抜きやすさ〟を考慮に入れながら治療していきます。といっても、親や本人に統合失調症であるとかその危険があるとかいうことは申しません。「危険がありますか」と聞かれれば、「もちろん統合失調症に免疫というものはないし、この年齢の人にはすべてその危険がありますし、子どもさんにとって今は普段よりずっと大事な時期ですね」というふうに申しあげます。

2　思春期の治療のむずかしさ

思春期のむずかしさは、その前の時期あるいはその後の時期と比べてみるとよくわかると思います。小学生は、大部分は大人顔負けのレアリストという面があります。金の貸し借りなど実に見事なものですし、腕っぷしの強い子、成績のよい子、金持の息子などを非常に高く評価します（思春期に入るとそれを恥じる心が生れます）。ですから、小学生でそういう持ち合せのない子は、せめておどけたりして仲間に入ろうとします。しかも、小学生の友情は不思議に長続きしません。あれほどの親友だったのがと思うほど、中学校へ入るとともにあとかたもなく消え去る友情が多いのです。学童期には子どもなりの表現世界がありますし、また、手近な問題についてあれこれ悩んだり解決を模索しますが、人生や宇宙の大問題についてはあまり悩みません。逆に高校から大学の時期には、自分とは何かということを言葉で表現しようと苦しむようになります。

ところが、その中間である中学生時代は〝身体のことば〟さえも少ないのです。「身体があまり語ってくれない」という意味は、悩みが自然に身体に現われることが少ないということです。むしろ小学生のほうが、いやなことがあるとぱっと蕁麻疹《じんましん》が出たりするなどの心身症は多いし、また、ぜんそくのピークの時期でもあります。といって、中学生の時期は、精神のことば、つまり普通のことばですが、これも表現に乏しくて手近な借りもののことが多いようです。いわば心身ともに表現の乏しい時期であるという印象があります。十歳くらいまでの間に頭脳が先に成長し、身体がこの辺りでぐーんと成長します。一年に一〇センチも伸びる時があります。一生に一回だけの出来事です。そして身体の形も急速に変化します。ことばが追いつかないといってもいいでしょう。だいたい、ことばで疑問を表現できれば問題は半分は解決したようなものです。言語表現のなかには妄想的解決というのも混りますけれども、とにかくそういう力がまだ顕在化していない時期です。これだけでもこの時期の治療の具体的なむずかしさを非常に感じるのですが、それだけでなく、中学校といっても、学校に適応するのに一年間、高校受験に専念するのが一年間、残る真ん中一年間ぐらいが本当の中身にすぎない。高校へ入っても同じことで、今の中学・高校というのは非常に中身のない時期です。

もうひとつは、是非貫かねばならぬのに、治療優先ということが実際にはむずかしい。勉強も治療もという二兎を追うと、ろくなことにならないのです。しかし、この時期に一年を失うことは何といっても大きな損失であることがわかります。私もこの間まで学生だったので、わかりすぎるというべきかもしれません。そこで、つい学校へ行かせながら治療しようとか、何とか入院させずにすまそうと医者の判断の目がくもりがちになります。判断をくもらせる要素に受験があるわけです。それと関連して、父兄や先生の有形無形の圧力が出てきて、期限つきの治療になりがちです。三月までには学校に行けるようにしてほしいというたぐいです。こちらにも雑念が入って来まして、「何とかしよう」とまるでオリンピック会場の突貫工事でもやっている心境に近くなってきます。しかし、当然どこかに無理がかかってきます。

医療が修理と違う点は、自然の経過というものを尊重し、あぶない合併症を起こさないように、より重症にならないように注意しながら、できるだけ傷あとを残さないようにしていくことだと思います。現在精神科医が実際やっていることは、原因療法でもありませんが、対症療法でもありません。症状は患者が、いわばそれでもって自分を語っている語り口ですから大きな参考にはなりますが、症状が出たらおさえるという対症療法では当然後手に回ることになります。極端にいえば、対症療法によって出た症状を全部おさえたら患者の具合が非常に悪くなってしまうことさえあります。病気という一種の場をつくっているいろいろな媒介変数 parametersを、できるだけ本人の荷を軽くするような方向に変えられるものから変えていって、その結果、患者が浮上するというのが精神科の治療であり、しいて名づければ精神科の治療はパラメーター的な治療といえると思います。例えば、患者の構造がわかるとは、土居健郎先生の表現を借りれば、生活史がストーリーを読むように目に見えてくることです。その患者のおかれている場が目に見えてくること、患者の負っている重荷が実感としてわかってくることが、治療がうまくいく前提だと思います。そういう患者の重荷とかその他のものが一種のパラメーターの集まりです。

ところが、それはなかなかわかりにくいところがあります。小学校の時からずっと治療してきて、どうも予期した治療効果があがらなかったが、うかつにも何年もたってから大きな風穴があいていたとわかったこともあります。例えばある母親は、私の前では一応まとまった態度をしていたのですが、家ではかなり心霊的な世界に住んでいる人だったのです。そのことがわかってみれば、その子を脅かす、どうしても消えない魔女の出てくる悪夢がなるほどと理解できたのですが、なかなか見抜けなくて何年もかかった次第です。一般に人間の行動はなかなかつかみにくいものです。とくに強迫神経症の人の行動はつかみにくいことを言っておくべきでしょう。入院させて朝から晩まで見ていても、一年ぐらいたってからその子どもが便所に入って便器なめをしていることがやっとわかった、というようなことが少なくないのです。

思春期の治療の特徴としてもうひとつ、とくに中学生の時期に、向精神薬の副作用が少量でも激烈な症状を出すことを言っておくべきだと思います。これは可逆的で、また、予め予防薬を入れておけば随分違うのですが、首が横に曲がってしまって動かなくなるほどの激しい症状が出ます。年齢が進むほど、こういう症状が出にくくなってきます。薬の副作用は何とか対処できるのですが、問題は、患者や家族たちが激烈な症状に驚いて医者や薬を信用しなくなることで、これが最大の副作用ともいえます。思春期の人たちは相手が信用できるかどうかに非常に敏感な人たちですから、副作用そのものはすぐ治りますけれども、それで不信感を持てばなかなか消えないので、そこに注意しなければなりません。

精神療法にしても同じことです。ただ深く切りこめばよいのではむろんなく、時には

「祈るような気持でコップ一杯の水をそっと捧げ持って歩く」ような感じで患者に接する場合もあります。それはどういう時かといいますと、実際、非常にまとまらない観念が患者の意識のほんの紙一重下のところまできている場合です。心理テストなどすればすぐにわかることでありながら、本人はまだ意識していなくて、そのおかげで日常の行動が何とかできている場合です。破綻するような事態を生じるのを抑えながら、そっとそれを見守っていくというのが、そういう場の治療者の実感です。こういう時はうっかりテストもできないのです。

3　踊り場（中間休止）のない現代社会

ふり返れば十年ほど前、有名な小児精神科の先生に「児童精神医学はありますが、思春期の精神医学はどうなんですか」と伺ったところ、「ないも同然だね。君たちがせいぜい頑張ってやるんだね」といわれました。今（一九七九年）、思春期をテーマにこうした研修会が開かれているのを思い合わせて、隔世の感を深くいたします。

今日の話の主題ではありませんが、「不登校」ひとつをとりあげても、いろいろな問題が入っています。不登校が最初に報告されたのはアメリカで、その次は日本です。ヨーロッパにも最近ちらほら出てきたと聞いています。不登校と一番はっきりした並行関係にある状況は、いわゆる大衆大学の設立——学歴の大衆化です。学歴の大衆化自体は学問の民主化ですから否定すべきことではないのですが、新たな問題が生じることも事実だろうと思います。私は歴史家ではありませんからよくわかりませんが、日本では敗戦、アメリカでは高度成長が崩壊して大恐慌があった後に大学の数が急にふえています。ヨーロッパでは永年大学をつくらなかったのが、この頃ぼつぼつニュー・ユニバーシティーズをつくりはじめていますが、ここ数年ヨーロッパが不況にあえいでいることと関係があるかもしれません。大衆大学は、酷薄な言い方をすれば失業者プールでもありうるわけです。親からいえば、中学やハイスクールを出てぶらぶらしているくらいなら、大学へ入れて学歴をつけておけば景気が回復したときに社会的地位の上昇が期待できる。一方政府からいえば、親の負担で何百万人かの青年たちを大学に入れておけば、失業手当も払わず社会不安も起こさずにすむわけで都合がよくて、実際アメリカでは一九二九年に始まる大恐慌克服のため一九三三年からのニューディールのときに、青年たちを集めて山林などを保護する自然保護軍団といった青年の失業対策事業をつくっています。当時は青年たちが共産主義に走るのではないかという恐怖がニューディールのリーダーのなかにあったらしいのですが、大衆大学はそういう失業対策事業を考えずに個々の親の負担で不況の時期を何とか過せる面があるわけです。こういうことをくり返し経て二十世紀後半に大衆大学が非常にふえてきたのではないかと思われます。

その結果起こってきたのが学習の単色化です。果して今習っていることが自分の人生で本当にどれだけ生きるのだろうか、心の糧になるのだろうかと考えたときに、習っている当人もそうだとは信じていないし、親もあまり信じていないし、ひょっとしたら教える先生も信じていないとしたら――。いまの教育には、勉強が単色化しているだけでなく、芝居の書割りのような非現実感に近いような面があるのではないかと思います。思春期は多様な環境があればあるほど豊かになるのですから、学習の単色化は困った現象だと思います。

先日ある生理学者と話したときに、人間を疲れさせるには踊り場のないエスカレーターに乗せればいい、という話が出ました。踊り場（中間休止の場）は生理的なリラックスの場、生活のリズムをつくる場として大事なものです。東京の地下鉄の駅に、途中に踊り場のない非常に長いエスカレーターがありますが、踊り場のあるエスカレーターと心理的緊張の度合いがどう違うか皆さんが比較してみられるとこの辺の事情がおわかりになるかと思います。

私は時として思春期の子どもに話して休学をすすめることがあります。こういう踊り場をつくるということです。その子にとって、何かのめぐり合せで踊り場が必要な時期に来ているという必要性を感じて、積極的に休学をすすめるわけです。休学中の過し方をどうするかというのはまた別の問題ですが、私の知っている、いま大学生の患者が、中学二年の頃が一番楽しかったといいましたが、思春期の中で一年しか明るい日がさしている時期がなかったというのは非常にいたましい気がします。

4 非行に走る人と、精神病に陥る人との比較

昨日は非行のお話があったようですが、非行少年と精神病になる人とは、例えばクラスの中なら中で、両極をなしていると一般にみられています。

精神病は、どちらかというと内向的な世界です。誤解されがちですが、内向的とは他人を必要としないという意味ではなく、とくに精神病になる人は絶対に他人を必要としています。自分のために生きてくれる他人がいなければ生きていけない状態です。ただ、自分の方から他人に波長を合せられないために孤立してしまうわけです。ですから、精神病の人と母親との関係は、いろいろと問題にされますけれども、それなりに随分密接・濃厚なものがあるようです。これに対して非行に走る人は、最初から親の愛情、親の肌そのものを十分知らない人が多いと聞いています。精神病の人の犯罪率は高くないのは周知のことです。他人がこわい人たちですから。精神病の人が犯罪を犯すのは本人が絶体絶命と感じた場合ですが、それでも、そういう人はどこか親子関係の薄さを感じさせるところがあります。

しかし神経症と非行とは、精神科医が思っているほどは離れたものではなさそうです。成績がよいとか、家庭が精神科医と同じ程度の階層に属していると、神経症あるいは境界

例の行動化、そうでないと非行というふうにとられやすい。本来は神経症と非行は同じレベルに並ぶものではないわけです。精神科医の文化から遠いほど気をつけなくてはならない。これは精神病でも同じことで、農漁村の口の重い患者は実際より重症に、都会の弁の立つ患者は実際より軽症にみられがちではないでしょうか。

5 成績のよい子の不幸な一面

それから、思春期・青年期に精神病になる人は、ふしぎに小学校のとき成績がトップだったという人が多いようです。二十年も入院しているある患者に聞いてみましたら、やはり小学校のときトップだったといいます。一番でいるというのはなかなかきついことです。追い越すということはなくて追い越されるだけですから。また小学校でトップでも、中学・高校となるとそうはいきません。そこで打撃をうけるわけですが、子どものプライドは大人のそれよりもずっと傷つきやすいのです。子どもの劣等感は伸びていくためのバネにもなりますが、たえず子どもを脅やかして憩わせないものでもあります。必死になってよい成績を維持しようと努力するのにも限度があって、力尽きてしまうケースが多いようです。

成績のよい子には不幸な一面があります。ちょうど美しい人が、美貌ばかりが目だち、心の優しさとか他のよい性質が隠れてしまって〝面くい〟ばかりを周囲に集める不幸があるように、成績のよい子も、成績ばかりが評価されて、成績以外の部分、つまり普通の子どもとしてのよさを親も先生も見てくれない場合があります。他の自分の価値が支持されないので、トップから降りられなくなってしまうことも確かにある、と思います。

6 子どもと親との面接

子どもの治療のひとつのむずかしさに、子どもには「大人は全部グルだ」という感じがあって、これが治療の妨げになります。秘密は話してくれませんし、親や先生との対人関係の本当のところは少しもわからないことになってしまいます。子どもは、「これは危《やば》い」と思うと実に他人行儀でそらぞらしいことを言います。もちろん治療者は親や先生と横の連絡をとらなければなりませんが、へたをすると子どもからみてグルと思われる。この辺がむずかしいところです。治療者は親や先生とグルではないのだ、君とつながっているのだということを理解させなければなりません。「あくまで君が問題なんだ。君が対象なんだ」ということを何度も何度も態度で示して、はじめて子どもは治療者を信用してくれるのです。

それでは親子関係の情報をどうやってとるかと申しますと、まず子どもだけで会うとか子どもを前においてしか親と話し合いをしないことが多いのですが、かえって親子関係はよくわかるものです。こういうところから始めると、親のことを子どもが正直に話すようにもっていくことがやさしくなります。

親との面談の場合でも、親はまず「子どもはどうですか」と聞いてきますが、その場合に私は「お母さんの目から見てお子さんはどうですか」という聞き方をします。そうした方が親が本当に言いたいことを話してくれるような感じがします。われわれ相談を受ける側には、聞かれたら何か〝科学的〟な答え方をしなければ沽券にかかわるのではないかといった〝病気〟がありますが、そういう解答癖はなるべく出さないほうがよいのです。わからないことは「わからない」といい、最後に一言ちょっと答える。それも、ものものしい言葉でなく普通の言葉です。親の目から見てどうであるかをよく聞き、親の苦労話なども聞いて苦労をねぎらうことは非常に大切です。そこからお互いの信頼感も生れ、親もうわべでない本当のところを話してくれるようになります。そうすると、何も親とグルにならなくても、子どものおかれている場、子どもの重荷というものもまたよく見えてきます。

7　思春期の患者の回復力は大きい

子どもは二つの仕事をやらなければならないのです。ひとつは現在に応えること、例えば今日の宿題はすぐ解かなければなりません。もうひとつは将来のために力をたくわえることです。現在の中からその余裕を残すようにしなければなりません。この二つの仕事がうまく結びついていればいいのですが、それがなかなかむずかしい。現在に花開いてしまったとき、例えば学校の成績が非常に上がったときがかえって危ないな、という感じがします。

しかし、不幸にして精神病様状態になったとしても必ずしも悲観するには当らないと思います。思春期は生命的に伸びていく時期ですから、回復する可能性は大人よりも大きいと思います。治療の時間が足りないことを私どもは痛切に感じますが、それでも当人の回復力が非常に強く現われて、われわれが大きく救われているわけです。病気をしたこと、踊り場で少し休んだことが、新しい生き方の可能性を開く場合も決して少なくなかったと私は思います。いままで教科書しか読んだことのなかった秀才が、病気で休んだことによって周囲を見渡して、自分の好きなものを見つけたということも少なくありません。ですから、逆に言って、病気になる前に勉強以外のことに何か興味をもっていたかどうか、友人が一人でもいたかどうかということが随分予後を左右すると思います。いまの人は手紙を書かなくなったといいますが、それは表面的な観察で、私どもの思春期の時代にはなかった〝日誌の交換〟がはやっていますし、本当は一対一のコミュニケーションを実に求めているようです。少しおどけたような丸っこい字を書いてマンガ入りの手紙をやりとりしています。思春期が親密な相手を求めなくなるとは一寸やそっと時代が変っても思えない。実際、しばしば、友人が転校したことが病気の引き金になることがあります。

8　子どもの幻想・大人の妄想——正常と異常

教科書に載っているような統合失調症の症状に近い行動は、実は学齢期、あるいはそれ以前の子ども——それも正常な子どもによく見られることです。例えば日あたりのいい遊園地で子どもが、誰もいないのにあたかも相手がいるような形で対話しながら石けりなどして遊んでいる光景をよく見かけます。そのほか、古い統合失調症の症状ほど子どもの行動によく見られます。例えば五、六歳の子どもに「〇〇ちゃん、お使いに行っていらっしゃい」というと、「〇〇ちゃん、お使いに行っていらっしゃい」と同じことばをくり返す子どもがけっこういますが、これを大人がやると「反響言語」という名がつきます。

それから、「何々は、こうだね」というと、「何々は、こうじゃないよ」と反対のことをいうこともあります。これも大人がやると「拒絶症」という名がつきます。それから、呼んでも返事をしない「緘黙症」もありますし、子どものひとりごともけっこうあります。子どもの幻想の世界は、かなり大きく広いものだと思います。

こういうものが統合失調症とどう違うのか。統合失調症はやはり大人の世界、青年期の出来事だと思いますが、子どもでも、ひとりごとを言いながら石けりをしているのはやはり孤独だからであって、大勢《おおぜい》の友だちがいる中でそうしたら問題だと思います。このように子どもの場合は場面に即応的です。「〇〇ちゃん、お使いに行っていらっしゃい」といわれて、そのことばをくり返してそのまま言うのもお使いに行きたくないからで、拒絶しているわけです。言語はコミュニケーションの大きな道具ですが、コミュニケーションを拒絶する道具でもあるわけです。こういうことが大人の統合失調症の古い症状であるとされていたことは面白いと思います。精神科医の方が素朴だったのかもしれません。こういう症状は今はほとんどなくなっています。

子どものファンタジーの世界と大人の妄想との違いは、子どもはいくら自分が女王様になってもやはり大勢の中の一人(one of them)で、別に王様や王子様や怪獣もいるのです。ところが大人の妄想の構造は、自分が世界の真ん中にひきすえられているという構造です。まわりは敵か味方かどちらかわからない者で一杯で、世界に起こる現象は絶えずその人に影響するというような……。

大人の幻想の世界の貧しさを、妄想の中にも感じます。大人の妄想は精神科医でない人が聞けば面白いのかもしれませんが、精神科医にとっては非常に単調な、似たものが多く、陳腐なもので、子どもの幻想がどんどん広がっていって思わぬ起伏を示すのとは随分違っています。

それでは子どもと大人、片や正常で片や異常であるという違いはどういうことなのかと考えてみますと、正常な子どもの場合にはすぐにそういう状況から抜け出せるけれども、大人はなかなか抜け出せないのです。どうしてかということはよくわかりませんが、あるいは大人にマンネリズムが多いということの一環なのかもしれません。なぜこんな話をしたかと申しますと、統合失調症の教科書に書かれているような症状をお読みになって奇異に感じられる方もあるかと思いましたので、一言付け加えました。長時間ご清聴ありがとうございました。

（「思春期の精神医学」安田生命社会事業団、一九七九年）

文庫版付記

名古屋時代、合宿勉強会をして岩崎学術出版社から出版されたものが、日本における思春期精神医学の草創期に当たる。当時、思春期精神医学を専門とする医師はいなかった。私などが引っ張り出された時代である。思春期といっても、十代前半で性体験を持つ者がけっこういる時代ではなかった。性体験の若年化は江戸時代への回帰ということができるかもしれない。

思春期患者とその治療者

思春期患者が他の時期にある患者に比べて特に治療が難しいかと問われれば、むろん答えに迷う。どの時期にもその時期特有の困難がある。また、逆にその時期特有の利点があってそれに支えられて治療が可能だということも、思春期にもやはりあてはまることである。

しかし、思春期患者の治療に特有の困難があることは、まず、思春期病棟――その存在は適切な形態ならばわが国で焦眉の急なのだがまだごく少数しか実現されていない――で勤務されている方、その経験をお持ちの方はよく御存知であろう。そうでなくとも、かりに「思春期病棟」を具体的に構想してみようとすると、数知れない困難や二律背反がたちまち頭に浮かぶ。

思春期そのものを云々しなくとも、思春期患者とその年長の重要人物との対人関係にはとくに困難なものがある。困難というより、どうしても一つに焦点を結びにくいものといった方が当たっているだろう。

すでに江戸時代中期の天明年間に、林子平はその『父兄訓』(1)において「人々子弟を持ちて安堵して楽しみに思うは、その子弟の十一、二歳までなり。すでに十三、四歳に至れば漸々に悪業どもを見習いて次第に増長する故、ここに至りて始めて不安堵の思いをなし、始めて不楽の心起りて、『子弟は苦労の種』といい、あるいは『子弟にあきはてたり』などといいて、子弟を持ちて実に安堵する父兄なし」と冒頭に述べている。理由として幼児期より姑息の愛(今日ならば〝過保護〟〝甘やかし〟の常套句に当たろうが、より適切なことばではあるまいか)を以て接したことをあげ、如何にして姑息の愛より上に親が越えて出るかを大問題としてとりあげている。アヘン戦争に先立って「隅田川の水はテームズ河に通じている」と警世の言を発した人にふさわしい発言であろう。子平の書をつぶさにみると江戸時代の思春期は一般に内面的というより行動化に奔ることが多かったようだ。つまり家の金を持ち出して悪所通いをすることと刃傷沙汰である。そのためか江戸時代の青春はそれ自体の文学的あるいは芸術的表現を持ち得なかったことにおいて不幸であるが、とにかくこの時代において父兄がもっとも対処に苦慮したのは思春期だった(非行に対する家長の連帯責任は今日よりはるかに重く、家の興亡さえかかっていた)。しかもすでに親の無力を感じていたのである(この無力感の自覚はこの時期はもちろん、一世紀のちにも欧米にはなかった。逆に江戸時代の父はすでにたとえばシーボルトの眼に甘く弱く映じている。今日のわが国の治療者も彼らの子孫であることは念頭においてよいことであろう）。

治療者側から思春期患者をみれば、治療者が必ず年長者――単に年齢が上というだけでなくはっきりした「成人」――であることはいうまでもないが、患者もすでに「子ども」ではなく、さらに年長者と年少者の関係とは単純に律しえない。

われわれは児童期の「子ども」が時には成人も顔を赤らめる現実主義者であることを知っている。彼らの社会は、まるで政治的人間から成る社会のようだ。あらゆる弱さは情容赦もなく嘲笑され、あらゆる強さは讃美される。肉体的、知的強力はいうまでもなく、家の富裕であること、高価な、入手しがたいものを持っていることが尊敬をあつめる。（補注1）彼らはしばしば臆面もなく自慢をしてのける（したがってこの時期の恥体験は救いようがない恥の形をとる。内沼幸雄が対人恐怖者の原体験としての恥がこの時期に溯るというのもそのためかもしれない）。彼らは独特の交換経済を持ち、大人に対して一種の不透膜をはりめぐらし、あたかも外から窺い知れぬ秘密結社の如くである。この容赦なさの中には、サリヴァン H.S. Sullivan も指摘しているように、たとえば「姑息の愛」に育った子に対して何か健康な矯正力のようなものがあるのだが、やはり、少数者にとっては生き難い時代の一つである。少数者の一部がいかにみずから悲しき道化となって児童共同体の中に止まろうとするかをわれわれは記憶している。「面白い」「笑わせる」子の中には出口のない悲哀が潜んでいる。「道化」の一部もめだたない子たちと同じく幻想の世界にたよって生きのびる。[2]幻想といかぬまでも、たとえば天文学はこの時期の一部の子どもに熱烈に愛好され、天文学書は時にはほとんど聖書に近い位置を占める。同様、「地図と版画の好きな子には世界はその欲望の広袤《ぼう》に等し」（ボードレール「旅」）。

この学童期を多数者として過したものと、少数者として過したものと、どちらが思春期に入るのに困難かはにわかにいい難い。一つの時期をあまりに十分に生き切った者はかえって次の時代に入りにくい、とはサリヴァンの指摘[3]である。必ずしも単純に、児童期を、少数者として幻想の控え部屋に長時間を過した者が不利ばかりとは限らないのだ。[補注2]

しかし、どちらにせよ、思春期に入れば、光景が一変するのだけはたしかだ。児童期の治療が成功した患者でも、その後に思春期を迎えると、改めて問題が思春期的に再編成されて「第二ラウンドの治療」が必要となることが少なくない。児童期の治療は一見めざましくても思春期の安全な通過を保障するところまでは行かないことがむしろふつうである。むろん、だといって無意味というのではない。むしろ基底部で一つの大きな支え、より重篤で回復のむつかしい状態への転落を防ぐ支えになっているだろう。しかし「第二ラウンド」は全く初診と考えた方がよく、「かつて診た患者だから」と甘くみることは誤算を生むだろう。

とにかく思春期患者の提出する問題は独特のするどさがある。ある児童精神科医は小生の問いに答えて「思春期患者とはこちらのいちばんイヤなところを衝いてくる患者ですね」と言われた。また「治療においてルール違反をしなければ前へ進めない」場合が実に多い。河合隼雄氏の『カウンセリングの実際問題』[4]にあげられている事例は、氏がいかに治療ルール違反をあえて——それと知りつつである、知らずに侵せば結果ははるかに不毛となろう——侵さざるを得なくなってゆくかが実に生き生きと語られている。

また、「治療の焦点を一つにしぼりにくい事例が多い」という側面が強調される場合も多い。一つの局面だけに治療的努力を注げば足りるわけではない場合である。

以上は一つのもののさまざまな局面であろう。そのため適切な治療的距離をとりにくく、何度も位置修正が必要で、ともすれば実際、治療者は、同情者（本人への過剰同一化）となるか、親の立場と同一化するか、「わけ知りオジサン」になるか、このいずれかになり果てる危険が大きい。

かつて「分裂《ママ》病の発病過程[5]」の中でちょっと触れた問題だが、問題は治療者の側にもあって、思春期患者は、どうやら治療者の中に眠っている幻想、つまり治療者の中で冬眠状態にある思春期をあばき出す力を持っているようだ。何があばき出されるかは治療者によって異なるだろう。かつて治療者が詩人、数学者、哲学者たろうとした夢想であるかもしれない。この時期の親への反抗であるかもしれない。おのれの思春期をリアルに回想できる人間は実は少ない。精神科医も例外でなく、自己の青春期体験の記憶はおぼつかないのがむしろ普通であろう[補注3]。しかし類型的な思春期像に頼ろうとしてもはかない。治療者は、患者が偽善に敏感なのを思い知らされる。そこでしばしば治療者は一種の（ヒューマニスト的）完全主義に陥り、「いいところ」をみせようとする。これに対して患者はみごとに治療者の弱点と虚勢を衝く。しかもなお実にしばしば治療者は、患者のことをわがことのようにあせり、「休学したくない」「大学へ進めば問題は解決する」などという患者の患者自身も芯から信じていない主張に内心賛同し、治療上の無理をあえてしたり、治療者の位置をおりてまでそれに協力しようとする。うかうかしていると家庭教師までつとめている自分に気付いて愕然とすることもあろう。

患者の眼には治療者はどう映るのであろうか。児童は、精神科医をそれなりに現実の社会的存在として――いささかわずらわしい存在だとしても――捉えている。しかし、思春期にあっては社会的役割としての医師、精神科医という映像は、かりにあっても、きわめてはかない。彼らの大多数はこの時期にはじめて精神科医なるものに接するのだが、精神科を訪れること自体がしばしば彼らには苛立たしく、腹立たしい（児童も歓迎はしないが他の多くの場合同様「仕方がない」と思うことが多いだろう）。精神科医は不吉な予感的な存在、自分の人生全体を何かしら予告するいまわしい兆候である。また、それは自分に対する苛立ちでもある。「とうとう親が、教師が、サジを投げて精神科へ回しやがった」という周囲の無力への怒りでもある。それらがしばしばすべて治療者に投影される。その結果患者はしばしば、挑戦の形は区々だが、とにかく、治療者に「挑戦」する。彼らにとっては孤独な、「壁を背にしての」挑戦である。治療者が読んだことのなさそうな本を持ってくる場合もある。治療者が絶句するような問題をぶちあててくることもある。「なぜ人間は生きていなければならないか」などという答えのない問題をつきつけられてたじろがない医者は少ないだろう。挑戦は治療者のテストであると同時に治療者への甘えでもある。しばしば患者は治療者に問題のいとぐちをチラチラみせる。何のことかわからなくて治療者が一歩退こうとすると患者はもう少し問題をみせてくる。「先生だけに言うのですよ」といって気を引きもするが、「これが私の問題ですよ」といいつつ、さっぱり具体的な問題を話そうとしなかったり、突然「もうわかっているんです、いいです」といって、わからない精神科医は少しトンマではなかろうかといわんばかりです。しかし、こちらをバカにしているかというとそうでなくて、治療者を非常に重大視していることがわかってきたりする。また、治療者の意識しない些細な行為が彼らの心を決定的に動かしたことがあとでわかったりする。

当然、この時期における感情転移関係はきわめて不安定である。エディプス関係つまりバリント Balint のいう「三者関係 triangular relationship」(6)が安定しないことが多い。患者はしばしばエディプス状況から出立しようとする。そしてその結果いわば床を踏み抜いて、より原始的な、バリントのいう〝基底欠損患者 basic fault patient〟になることが多い。したがって臨床的に言えば、成人の神経症の形を一見とる者も、極言すれば統合失調症の発現さえもつねに念頭に置きつつ診てゆく必要がある。児童精神科医シュトゥッテStutteが、「この時期で統合失調症の症状が揃っているのはむしろ統合失調症でなく、そうでない者がかえって統合失調症である」[7]といっていることはしばしば臨床体験に合致する。たとえばこの時期の躁うつ病症状に抗うつ剤を出して事足れりとしている治療者はおそらく遅かれ早かれしまったと思うだろう。

多くの患者は、冷やかにみえて実ははげしく治療者を求め、きわめて依存的となっている。「先生はしょせん精神科医ですね」という認識は彼らを落胆させる。こういわれると多くの治療者はあわてて、彼らの虚像にみずからを合わせて「ただの精神科医」でないことをみせてやろうとするが、こうして「人間味」をできるだけ出そうとあせると治療関係は混乱し、治療者はやみくもにふりまわされる。

この時期の両親はそう若くはない。患者は両親を攻撃しながら小児期と異なって「両親がこわれてしまうのではないか」という恐怖を潜在させている。両親の側も正直にいうと患者を恐怖しているのだ。「子どもへの愛情を注ぐ」という形では患者に対応しきれないことがうすうすわかっている。両親はしばしば子育てが一段落し、ぼつぼつ一息ついて、再び自分の仕事に専念したいと思っている時期であることが多い。とくにこれは女性に多い。そこに子どもが発病する。人生設計がそれによって非常に変わり、子どもに拘束された、失敗した人生に終わりそうだという不吉な予感を持つ。かくて両親はしばしば心重く無力感にとらわれた人である。患者に胸を貸してやりたくても、その力がないと感じている人が少なくない。教師も同様である。こうして医師はしばしば治療の安定した協力者が得にくい。したがって治療はさまよえる治療となりやすい。

思春期患者というレッテルは実は『思春期の精神病理と治療』（一九七八年）で滝川も言うように治療者だけのものである。患者にとって「思春期」というものは蜃気楼的アイデンティティー fleeting identity であるか、あるいは全く一個のアイデンティティーではない。せいぜい、中学生、高校生、大学生というのが自己規定である。そして彼らは内的な一種の力量感と、それと表裏一体をなす実績のなさに悩む。「私は二十歳だった。私の中には無限の力があるようにみえたが、それはとり出そうとするとたちまち萎えるのだった」(8)（ヴァレリー）。この「眼高手低」はもどかしいばかりか口惜しい。それは彼らの屈辱感、焦慮の源泉だが、しかし、経験の乏しさは一つの武器でもある。経験の乏しさと、知的能力や感覚性の大幅の拡大とが結びついて微妙な一瞬の平衡をなすこの時期にしばしば「少年詩人」がうまれる。しかし、大詩人でも少年時代の詩は、後年からみれば模倣の詩であることが少なくない。しかも、周囲に将来の大詩人を予感させる力があったのだ。これは思春期の人間と周囲との奇妙な関係の極端な一つの現われである。周囲をフシギに幻想的にさせる呪縛力がこの時期にはあるということだ。むろん、すべての呪縛と同じく、それは秘やかな合意という無意識の共謀に基づくものだろう。詩人でなくとも、ありふれた経験が量的に人を圧倒する直前のこの時期を一種の白昼——人生の正午——と体験する者は少なくない。高校時代から回顧してすでに中学時代が欠くることのない完璧さで映ることが少なくない。ある十八歳の患者は十四歳に戻りたいといった。多くの患者は「中学二年」をもっともなつかしい時期と回想する。

しかし、それは、〝学童期〟latency のような、裏表のない心身状態ではない。すでに述べたように、学童はしばしば端的な現実主義者であるが、思春期の者はきわめて幻想的であり、独創的な夢想家である。これは「風景構成法」(9〜11)でも例証することができる。幼稚な学童期と、規格化された成人期の構成に対して、この時期の風景構成はもっとも多様で独創的である。一人一人の構成が異なると言ってさえよい。

思春期の世界は、個別的に生きねばならぬ予感と兆候に満ちた世界である。知的・感覚的能力の増大——大人の文化への加入、帰依！（しばしば秘教的なもの、少数派のみ理解するものが好まれる）——と経験の乏しさとの微妙な平衡がつくり出す、さきに述べた白昼の世界もその基礎は流砂の中にある。思春期とは身体すらも現在を承けて現在に応えず、さだかならぬ未来への兆候性をあらわす時代である。(12)これは単に二次性徴の出現のみによらない。思春期の心身は学童期のようにはっきり身体言語を語らず、さりとて思春期以後のように精神症状という言語を巧みに用いない。これは表現的にも過渡的な時期、困惑の時期であることだ。思春期が元来自己表現の困難な時期かもしれないとすれば、多くの者が芸術的表現の平面に出ようとして焦るのも無理ないことである。逆に画一性、ことあげせぬ行動、克己、自己滅却を指向することもあって、T・E・ロレンス（アラビアのロレンス）を指向するものにも再三遭遇した。実はこの二つの指向が表裏一体をなしていることが少なくない。

患者は、大人の世界に「囲い込まれたくない」、「規定されたくない」という強い指向性を示す。それももっともなので、患者は、自身、この時期にもっともよく透見される心的基礎構造を心身の言語がうまく語っていないことを自覚しているようだ。この時期の患者が「レッテルを貼られる」ことを嫌うのはそのためでもあるまいか。外からの規定を誤解とみなすが自己規定は決して容易でない時期だからである。

「若さ」はそれ自体何の倫理的価値体系にも属さない。しかし、擬倫理としての「若さ」は社会から思春期患者にしばしば押しつけられるものである。[13] 時には彼らもそれを無理にでも信じこもうとする。と同時にヘンダーソン G. Henderson が韓国社会に指摘したように吸い込み穴のような教育を介して社会的上昇を迫られる渦巻構造 vortex structure が日本にも（ややおくれ、韓国ほど激しくはないが）成立しつつある中で、「若さ」はほとんど自然な開花をゆるされなくなっている。知的に、成長のための余力をのこさず、現在のために全力を吐き尽すべく迫られているのが彼らである。彼らもうかうかそれに賛成してしまっていることが多いのだが——。

われわれはそういう思春期患者に対さなければならない。新学期までに、休学の期限までに、あるいは期末テストまでに、治療することが求められる。いや、今日では医師も大方は激甚な受験戦争をくぐりぬけてきた人間であり、休学したくない、試験を休みたくない気持を先取りして治療を進めるように、意識的、無意識的に配慮してしまう。しかし、二兎を追うものは一兎をも得ない。どのような局面でも治療優先の原則は貫かれなければならない。西欧では、とくに力動精神医学において、治療費の支払いが重要とされる（むつかしい話ではない。われわれは入場無料の映画はどちらかといえば熱心に見ない）。かわりにわが国では「時間」を患者に支払っていただいている。待合室で待つ時間が端的にそれであるが、休学などの時間の支払いも広義にはそういう意味合いを帯びるだろう。

幸か不幸か、それに思いがけない治療的意義のあることが少なくない。思春期の人たちは、例の渦巻構造の中で、一方では、片時でも立ち止まれば、世の中に、同級生に、とにかく無形の何かの流れに、おくれをとると感じている。たしかに一刻の遅れでも、取り戻すのは予想外に困難である。誰しも、遠足で、靴の紐を結び直している間に見る見る隊伍が遠ざかる心細い体験を持っているだろう。しかし他方では、思春期の人たちが内外の衝迫によって「踊り場のない階段」を駆け上がるように強いられていることはまぎれもない事実であり、この憩いなき登りから「オリる」ことは彼らの秘かな、しかし単独では現実化しえない願望である。医師が、「オリる」ことを保証することが一般に必要だし、一、二年を「支払った」後、「自分は自分だ」という自覚が生まれることもないわけではない。もっとも、むやみに「オロ」そうとすれば患者は当然「踊り場のない階段」の方にしがみつく。ある意味では、精神科医とは「巧みにオロしてあげる」者でなければならない。ここで「巧みに」とは安全感を失わずにということであり、そのためには十分な間接的アプローチ[14]、すなわち根まわし地固めが必要である。しかし時には端的な直言という〝現実《リアリティ》の冷水〟を浴びせることも必要である。

今日が若年性結核の圧倒的に減少した時代であることは、精神科医の荷を重くしているであろう。かつて青年は——兵役はしばらく措くが——神経症よりも結核の脅威下に生きていた。それが苛烈な勉学や無謀な肉体の酷使に自然のブレーキをかけていたフシがある。そして、ひとたび結核が宣告されたならば、それは内心から衝きあげてくる焦りとの精神的な闘いを意味した。一夜この焦りに身を委ねることは、ロシヤ式ルーレットほどの確率で結核の急性増悪《シューブ》の引金を引いてしまうことを意味した。しかし、逆に強迫的に「大気・安静・栄養の三大原則」を守った者がもっともよく生き残ったわけではないともいう。そういう療養は生のリズムを感得しつつ自制しながら心の余裕を失わない者に有利であった。

う者はしばしば療養期間を、思いがけない自己発見の時期、新しい局面への自己展開の時期となしえたのである。結核は感染症とはいえ、感染したもののごく一部が発症し、その後の経過も複雑な心理的、環境的な因子がからむ、すぐれてメンタルな、また状況的、家族的な含蓄を持つ疾患であった。

思春期から結核のトゲが抜き去られたこと自体には悲しむべき何ものもないが、思春期における危機はそれだけむき出しにメンタルなもの、状況的、家族＝社会的なものとなった。

これは、「教育爆発」といわれる事象をはじめ、それと並行して起こった、ほとんど枚挙にいとまのない諸事象とあいまって、精神科医が担い通せるかどうかわからない負荷となってひしひしとわが身に感ぜられる。

「教育爆発」は、階級という「悪」に代わるものとしてフランス革命の発見した「教育による社会上昇」が二世紀に足らずして早くもゆきづまった結果なのか、過渡的な一事象かわからないが、社会主義国にも早くみられる現象である。どうやら人類はまだ第三の途を発見していないようだ。そしてすくなくともわが国にみる限り、ただ、皆が高学歴をめざすが故に問題なのではない。問題は教師も青少年も家族すらも、教育の内容や受験の意義、学校選択が、一つの人生選択にふさわしい重みをもはや感じられなくなってきていることである。このような空疎化とともに、学校はただ、強迫的なるものの網をすっぽり児童と思春期の者にかぶせる場になりつつある。もとより、強迫的なものは人間の内に潜んでいるが、それを誘惑して明るみに出し、賞揚し、磨きをかける大道場が学校というものの大きな側面である。

外来を訪れる思春期患者たちの相当大多数が、クラスで少なくとも一度は首席を占めた生活史を持つことは、ここ二～三年、にわかに露わとなった事実で、しずかに省みれば肌に粟を生じさせるような出来事である。登校拒否がいまは前景に立っているようにみえるが、遠からず思春期強迫症がこれに並ぶであろう。両者には深い関係がある。登校拒否の多くは obsession の意味での登校強迫を心中に秘めていることは本書（『思春期の精神病理と治療』）の山中のいうごとく、またいわれてみれば大方の臨床家の知るところであろう。他方、思春期いや学童期の強迫症も、かつての軽視され事実自然治癒の多かったチック症どころではなく、強迫観念を反芻してついに登校不能に至る。そして、強迫観念を裏打ちしているものは深い安全保障喪失感 insecurity feeling であり、そのことはほとんど露わですらある（私が診た中でもっとも重症の思春期強迫症はかつてA県において日教組が劇的に打倒された時点で起こった教育の急転換の中で起こり、おそらくそれが強い誘発因子となっている）。

もし精神科医のごときものにも一言弁明が許されるとすれば、私はしばしば、揺れて止まない大地の上に家を建てることを求められ、強風の中に灯をともすことを命じられているように感じている。われわれが全面的に臨床に目を向けるようになってから日の浅いことは蔽うべくもなく、なお経験を積み、新しい可能性に目が開かれることを努めつつ時を待つべきであろうが、しかし、時に私は、ビルマ戦線に仆れた若き英国詩人アラン・ルイスのことばをゆくりなくも思い出す。

——「われわれの悲劇は何が善であり悪であるかにあるのではない。何が良く、何が悪であるかがわからないのにしかも決断し行動せねばならないことだ」ということばを。「詩人はただ警告するだけだ」——これは第一次大戦に仆れた、やはり英国の詩人ウィルフリド・オウエンのことばであるが、精神科医がただ警告するだけで足りるならばこれほど幸福なことはない。しかし医師たる者は、技術者一般とことなり技術それ自体の成熟を待つことができない。患者の存在自身が「とりあえず」問題に立ち向かうことを強いる。それはかつてもそうであったし、これからもおそらくいつもそうであろう。けれども、思春期の精神医療に立ち向かわざるを得ない時、単に思春期というのではなく、一九七〇年代にたとえば十四歳であること、十七歳で、二十歳であることの重さ、をとくに感じないわけにはゆかない。

（『思春期の精神病理と治療』所収、岩崎学術出版社、一九七八年）

文献（初出当時のままとする）

（1）林子平「父兄訓」山住正己・中江和恵編注『子育ての書 2』平凡社、一九七六年。

（2）Rümke, H. C.: Over de 'latentie-periode', *in* Studies en voordrachten over psychiatrie, Scheltema & Holkema, Amsterdam, 1958.
（3）Sullivan, H. S.: Conceptions of Modern Psychiatry, The William Alanson White Psychiatric Foundation, 1940, 1953. 邦訳『現代精神医学の概念』（中井久夫・山口隆訳）みすず書房、一九七六年。
（4）河合隼雄『カウンセリングの実際問題』誠信書房、一九七〇年。
（5）中井久夫「分裂《ママ》病の発病過程とその転導」木村敏編『分裂《ママ》病の精神病理 3』東京大学出版会、一九七四年。
（6）Balint, M.: The Basic Fault, Tavistock, London, 1968.
（7）Stutte, H.: Kinder- und Jugendpsychiatrie, *in* Psychiatrie der Gegenwart, Bd. II, Springer, Heidelberg, 1960.
（8）Valéry, Paul: Au sujet d'Eurêka, *in* Variété, Gallimard, 1924.
（9）中井久夫「精神分裂《ママ》病者の精神療法における描画の使用」芸術療法、二号、七八頁、一九七一年。
（10）中井久夫「描画をとおしてみた精神障害者とくに精神分裂《ママ》病者における心理的空間の構造」芸術療法、三号、三七頁、一九七二年。
（11）中井久夫「精神分裂《ママ》病者の寛解過程における非言語的接近法の適応決定」芸術療法、四号、一三頁、一九七三年。
（12）Quand l'âme lentement qu'ils expirent le soir

Vers l'Aphrodite monte,
La vierge doit dans l'ombre, en silence, s'asseoir,
Toute chaude de honte.

Elle se sent surprendre, et pâle, appartenir
A ce tendre présage
Qu'une présente chair tourne vers avenir
Par un jeune visage...
Paul Valéry : Au Platane　(Charmes, Gallimard, 1924)

夕《ゆう》べゆるやかに鈴懸の樹の吐息《たましい》が
　恋の明星の方《かた》に立ち昇るとき
処女《おとめ》は蔭に坐り、黙《もだ》し、羞らいに
　身を灼かねばならぬ

「若き面輪の一つ現れて
　現身《うつそみ》が未来に向きを変う――」
やさしき予言に不意打たれ、
　蒼ざめつ身を頒つ自らを感じて――。

(13) Henderson, G.: Korea, The Politics of the Vortex, Harvard University Press, 1968. 邦訳『朝鮮の政治社会』(鈴木沙雄・大塚喬重訳) サイマル出版会、一九七三年。

(14) 中井久夫「精神分裂《ママ》病者への精神療法的接近」臨床精神医学、三巻、一〇二五頁、一九七四年。

注

「登校拒否」はアメリカにはじまり戦後の日本に及び、ここ数年ドイツをはじめヨーロッパ諸国に波及しつつある。一九七七年夏、イタリアの精神科医と話す機会があったが、彼地では存在せず、彼はそれをイタリアの中・高等教育の多様性と柔軟性に帰していた。私のききまちがいでなければ、彼地では義務教育をおえてのち銀行員としてある年限つとめれば大学の経済学部の、技能員《テクニコ》であれば工学部の入学資格が得られ、大学もある合計年数内に卒業すれば断続してよいそうである。社会主義国が労働者経験や「下放」によって行なおうとしているものと幾分通じるところがあり、より自発的でありうるだろう。しかし、大学の急激な増加は実は経済成長によるものでない。その逆である。アメリカでは大恐慌直後に、わが国では敗戦後にみられ、失業者予備軍を父兄の負担でプールする機能を果していることは冷厳な事実であろう。ついでにいえばわが国のアルバイトはわれわれが社会復帰上大いに役立たせてもらっているところだが、わが国がヨーロッパのように外国人労働者を導入しない代役を――出かせぎの人とともに――果しているようだ(外国人労働者導入の可否得失はわが国でも昭和三十年代にすでに検討されていた)。

補注

（補注1）これらの〝美質〟が次第に一部の子に集中してきたのが、高度成長以後の変化である。つまり勉強の出来る子がスポーツもできるようになってきた。これは恥体験を救いようのないものにしている。

（補注2）一部の者は学童期心性のままに止まって家族内暴行、校内暴力を演じているのかもしれない。

（補注3）わが国において（一九八二年現在）境界例患者と思春期精神医学がモードであるのは如何なる事態であろうか。

ある教育の帰結

1

私は思い出す、かつて、勤務評定をめぐる闘争でA県の日教組が劇的に打倒されたことを。なぜなら、それはある少女の運命を大きく変えることの始まりになったからだ。

それはほんの昨日のように思えるが、十年以上もむかしのことである。

ちょうど彼女は小学四年生になろうとしていた。転校して一年あまり、新しい環境に少しずつ馴染みはじめていた。

むろん、彼女は知らなかった、その県の教育界の劇的な転換を。今も知らないかも知れない。

とにかく、当時の彼女にいちばん強い印象のあったことは、テストの数がふえたことだった。中間テスト、小テスト、テスト、テスト……。先生たちは忙しく、それ以上に緊張しているようにみえた。その緊張は彼女たちにも伝わってきた。彼女たちも、何か駆りたてられるような気がしはじめた。

滑り出しはよかった。彼女はいつも首席に近かった。せいぜい三位だった。それは両親を喜ばせた。両親は戦争の混沌の中で十分な勉強ができなかったためであろうか、かえって、若い人のような学問への尊敬を抱き続けてきた（お母さんは後に成人教室で王朝古典を熱心に読み続ける人となる）。両親にとっては、少し神経質だが秀才の長男に続く「思いがけない喜び」だった。姉はおっとりしていて、良妻賢母型になりそうだった。

両親の喜びは少女にも嬉しいことだった。花や人形は簡単に忘れられた。少女はもちろん、両親も、捨てられた人形にほとんど気をとめなかった。少女はまた、男の子たちを尻目に、くり返し賞揚され、成績が皆の前で貼り出されるたびに少しずつ胸のふくらむ思いをした。両親の注目はそれまでもっぱら兄にあった。そのことにからんで彼女はちょっぴりうらめしい思いをしていた。彼女のために木切れや布でちょっとしたおもちゃ、時には芝の生えた斜面をすべり下りる橇を作ってくれたのは父親だったけれども。

万事が日本晴れでなかったのは、彼女だけが他を抜きんでていなかったことだった。ライバルがいた。この子がいるために、彼女はいつも一番というわけにゆかなかった。いっそうくやしかったのは、ライバルの方は、悠々と遊んでいるようにみえて彼女に劣らない成績をとり続けていることだった。試験の前日にうかうかとライバル――といっても一皮むけば遊びたい気持を精一杯抑えている少女だ――と夕方まで遊んでいると、相手は翌日悠々と現われて一位をさらってしまう。そんな時はみじめで、ライバルは企んで試験の前日に自分を遊びにさそうような気のすることもあった。くやしい気持で、そんな時、彼女は家族が寝しずまっても納得のゆくまで勉強をつづけるのだった。

大小のテストをくぐりぬけてゆくうちに彼女の生活は変わった。彼女は急速に眠りをきりつめて勉強するようになった。なぜなら、彼女にとって納得のゆく勉強とは、「教科書がそっくり頭の中に引っ越しをするような勉強」だったからだ。

彼女の勉強の仕方を、不器用だ、要領がわるいということはやさしい。しかし、このような勉強の仕方が、誰の心にもひそんでいる強迫的な――いやがうえにも完璧にきちんとやらねば安心感がもてない――心性を引っぱりだしたことは不幸だった。現実の彼女は、後にかなり重症の強迫神経症になってしまうからである。もっとも、それは後からの知恵だ。彼女がこのやり方を苦しいがそれ以外に道はないものと思ったとしても、誰が笑えよう。日本の社会は要領のよさや天才児的な飛躍よりも、「こつこつ地道にやる」子を見込みがあるとする。それどころか道徳的にすぐれているとする。いくら勉強が出来ても「こつこつ地道にやらない」子は、将来の危ぶまれる、いかがわしい子だとされる。それに反して「教科書が頭の中に引っ越しする」ほど真面目な子は日本の社会の中で大いに安心していられる。

いくら高学年だといっても小学生が睡眠時間を時には四時間にまできりつめるのは、ただごとではない。しかし、さしあたりそれは大変「けなげ」な行為だった。両親の心の底には不安がかすめたかもしれないが、彼女の頰は依然桜色だったし、眼差しはきらきらと輝いていた。たとえ、それが緊張の余りだったとしても、である。また、勉強が終われば彼女は深く眠り込む。健康の何よりの証拠ではないか。

なぜ彼女は少女マンガやテレビに誘惑されなかったのだろう。それは彼女には「悪」だった。あれは勉強のできない子が自分を慰めるためのものだわ、と彼女は考えた。両親も今どき珍しくそういったものに心を動かされない彼女を貴重なものに思った。

その両親を誰がとがめることができよう。両親の幼い時には、そもそもそんなものはなかったのだ。その代わりに、わずらわしい「お手伝い」や「お使い」があった。学校へ行けば——皆が皆そうではないまでも——妙に軍人気取りでむやみに学童を殴って気合いをかける教師たちがいた。旧陸軍内務班のように陰湿な、弱いものいじめがはびこる「大日本少年団」があった。そして慢性的な空腹、親子きょうだいの間の食事のあらそい。自分たちの子どもにそういうもののないことは、わがことのようにうれしいのではないだろうか。美しい教科書、体罰のない学校、自由な放課後——。少女マンガやテレビに毒されない子どもたちは、自分たちより遠くまでゆくだろう。

A県における教育の転換を起こした勢力は、実は、戦前の教育には一本筋が通っていたと考える人たちの集まりだった。しかし、さしあたり、その人たちも学校が祝日に日の丸を掲げ、事あるごとに「君が代」を歌うようになれば第一段階はよしと考えているようだった。そして大方の教師には戦後の教育の新しい面は教えにくいものだったし、父兄も気のり薄だった。生徒もそれがほんとうに重視されていないことを、大人の態度から、かぎ取っていた。そして最後に、日本の大学は事実上新教育を一度も是認していなかった。新教育の成果が学生の採用の基準に少しでも取り入れられたことがあったろうか?

2

彼女が首席でなかったにしても、ひどくいい成績で小学校を無事卒業したことは、誰にも喜ばしいことだった。あとで、この時代を支えたものが、「仲良し三人組」だったことがわかる。彼女がこの年代の子どもたちが時につくる秘密グループに入っていたことはほんとうに幸いだった。でなければ、彼女のその後はもっと悲惨なものだったろう。なるほど、こんなグループの対話をもの好きな大人が立ち聞きしていても、ごく他愛ないうわさ話や「おしゃべりのためのおしゃべり」しか聞こえてこないだろう。しかし、それは恋人たちの対話が第三者にはごく他愛ないものであっていっこうに差支えないのと同じである。この年代に「仲良し三人組」を経験することはとても大切な経験なのだ。はじめて自分と同等の人間を自分と同じくらい大切に思うこと。

しかし、不幸は中学校入学とともにはじまる。三人組は散り散りになる。一人は別の中学校へ。一人は別のクラスへ。そして、新学期、新入学の、あの微妙な瞬間。あっという間に友人の輪がつくられて、まごまごしている子どもは、どの輪からもはみ出ている自分に気がつく。あの、あっという間に起こる化学反応のようなものにとり残されるのは、元来、孤独だった子どもだが、遠ざかりゆく旧い友情に後ろ髪を引かれている子もそうなりがちである。やがて、かつての親友が新しい友人と喜々として遊んでいるのをみて爪を嚙みたくなる、くやしい思いをするだろう。

そういう気持が彼女に起ったのかどうかはわからない。彼女はそれよりも、中学校入学早々に実施されることになった学力試験にあわてていた。それは、入学生に、小学校時代の学力の蓄積を問うものだったらしい。しかも不意打ちに知らされて勉強の期間はほとんどなかった。彼女は結局すばらしい成績をおさめるのだが、どこか、いままでの勉強のやり方に不安を覚えるきっかけになったのではないかと思われるフシがある。

しかし、困難にぶつかった時は、さし当たり手馴れた戦術を強化するのが人間の常道である。とくに他にも新しい事件に忙殺される新学期にはそうであろう。彼女は友人と別れた孤独の中でその道を歩きはじめた。

初潮という新しい事件が起こった。それは彼女の意識をさほどゆさぶらなかったようにみえる。しかし、それは思春期という容赦ない過程が心身に侵入しつつあり、その波頭《なみがしら》が見えたことである。この変化をよそに、彼女は中学の新しい課目の消化に大童《おおわらわ》のようだった。

不吉な兆候が現われはじめた。それはまず不眠症の形で現われた。勉強のために高めた意識性が夜ごとの自然な弛緩を起こさなくなったわけである。強迫症の人はたいていは睡眠がすこやかであるとはアメリカの精神科医サリヴァン H. S. Sullivan の言だが、逆にいえば、睡眠がそこなわれれば、強迫症は急速に悪化する。強迫性格の人は強迫症となり、強迫症の人は精神病に近い状態に陥る。

実際、夏休み明けに、不眠にいろどられた彼女の勉強は、男子生徒の顔のために邪魔されはじめた。ある男子生徒の顔が頭の中に浮かぶ。払いのけようとすると、ますます頻繁に現われて邪魔をする。これは、一般に強迫観念や強迫的な表象《イメージ》に対処して、それを意識的に動かそうとする時に陥る悪循環である。トルストイの自伝にある話だが、狩猟の好きな少年トルストイにむかって兄が、「今日一日ウサギのことを考えないでいれば欲しがっているものをやる」と言う。これは兄の意地悪なので、まんまとひっかかったトルストイは、ウサギのことを考えまいとすればするほど、その方に頭が行ってしまい、はては混乱におちいってしまう。

異性の同級生やそのきょうだいなどの顔が勉強中に現われるのは、むしろ微笑ましい自然なことと思えるだろう。たいていの人には覚えのあることかも知れない。しかし、よりにもよって彼女にもっとも余裕の欠けている時に起こったこの現象は、彼女にとっては、単純にいまわしいことだった。勉強の邪魔だった。それに、「好きでも何でもない子」だった。「成績のぱっとしない子」だった。勉強第一という彼女の価値観はすっかり固まっていたわけである。第二に、彼女の意識は男の子の存在を意識から排除していた。意識の外では憧れつつ意識の中では怖れるという、少女らしい心理が働いていたことはやがてわかる。それが意識に侵入してきた時、彼女はパニックを起こす。長い彼女の闘病生活が始まったのである。

その間の本人と家族の苦しみや迷いを書くのは、主題でもなく、そもそも書くべきではないだろう。今の彼女は、多少強迫観念にわずらわされながら、きょうだいの赤ん坊の面倒をみたり、時には町へ出て少女らしい服装を整えたり、よそゆきの食事をとったりする。趣味のよい美しいお嬢さんと映るはずだ。けれども、彼女の将来の希望についてたずねた時、私は暗然としないわけにはゆかなかった。彼女は病気が治ったらT大をめざし、大学に残って学者になりたい希望を抱いている。それだけならば、彼女の見果てぬ夢がつづいているといってよいかもしれないし、それは実現の可能性も皆無ではない。強迫症はしずまりかけているし、何かのハプニングを契機に、それこそ、つきものが落ちるように治ることもあるのだ、いつとは予言できないけれども。しかし、私を暗然とさせたのは、そのことばではなかった。大学で何を勉強したい？　という質問に対して彼女は言ったのである。「私はほんとうは勉強が好きじゃない。好きな学問なんてない。もし、掃除のおばさんが一番えらいということに社会で決まっていたら、私は一所懸命努力して掃除のおばさんになるでしょう」と。

私は彼女の病気を教育のせいにするつもりではない。ことはそれほど単純ではない。病気の成立には非常に多くの因子がある。よく聞かれることだが、その病気の「原因」など、とても挙げられるものではない。逆に、その多くの条件の一つが欠けていても病気にならずに済むことがけっこうある。われわれの大多数がなんとかその日を送り迎えしていられるのは、多分そのためだろう。逆に言えば、彼女は非常に不運だったのだ。

しかし、ここで言っておきたいのは、勉強が、発達期の子どもにとって、全く、満足のためでなく、安全保障感確保のためのものになっていることである。

3

少し説明しよう。

満足とは、欲求が満たされることである。満足を求める行動は、快を求め不快を避ける行動であるが、これは本来生の充実の現われであるから、もっともらしい理由などほんとうはない。成就すれば満足感が得られ、失敗すれば欲求不満状態に陥る。ノドが渇いた時に一杯の清水を求める行動から、エヴェレストに登ったり、微妙な知的問題を解く行動まで、すべて、同じことである。対人関係にもそれはある。愛や友情はそのようなものであり、フェアな競争関係もそういうものでありうるだろう。

これに対して、安全保障感を確保するための行動は、「自分は安全に庇護されている」という感じがおびやかされている時に、それを守り、この恐怖をできるだけ遠ざけようとする行動である。理由があり目的があるが、逆に強い喜びの感情を伴った満足感はない。自発的に湧き上がる生命活動の自然の発露ではない。恐怖に対処する意識的な防衛作戦である。

人間の追求するものを満足 satisfaction と安全保障感 security に分けたのは、実はさっき名の出てきたサリヴァンである。サリヴァンは満足を本能的な欲求に根ざすものとし、安全保障感を対人関係の世界に限った。たしかに対人関係において「自分は安全だ」と感じることは非常に重要である。サリヴァンの重視した幼少年期においては、とくにそうだろう。子どもが一人で暮らしてゆけないのは、言うまでもないことである。しかし、満足のためには自分以外の人間を必要とすることも事実であり、また安全保障感も、対人関係に限らないだろう。他の動物や天然現象の恐怖から逃れようとすることも安全保障感追求の行動であるし、それも人間だけに限らないことである。ただ、今の人間においては、人間関係をめぐっての恐怖のほうが大きな位置を占めているし、その恐怖も具体的な現在の恐怖というよりは、想像上の恐怖、予感された恐怖、安全保障脅威感とでもいうべきもののほうが大きいだろう。

ウォーコップ Wauchope というイギリスの哲学者は、アフリカで教師をしたり、港湾作業員をしたりした、かなりかわった経歴の人で、もうこの世におられないらしいが、タイムズの組織網をもってしてもその最後ははっきりしないと聞く。日本では英文学者深瀬基寛氏によって紹介され、精神医学界では東大分院の安永浩氏の理論の一つの土台となっている人として知られている。この人は、人間の行動を「生命行動 living behaviour」と「死回避行動 death-avoiding behaviour」に分けている。これはサリヴァンの満足追求行動と安全保障感追求行動にほぼ対応すると私は思う。恐怖はつきつめれば、死への恐怖である、肉体の死にしても社会的（対人的）な死にしても。

ここで、教育において次第に「生命行動」「満足追求行動」の比重が少なくなり「死回避行動」「安全保障感追求行動」になりつつあることを強調したい。

もう一つ強調したいのは、それが当の学生生徒にとってだけでなく、父兄にとっても、教育者にとってもそうなっていることである。

「入試に失敗したら大変である」「席次が下がったら大変である」「この子が大学に入れなかったら大変である」「自分の生徒の進学率とその内容が下がったら自分にも自分のいる学校にとっても大変であり、自分の将来にもかかわってくる」。これらはすべて、「死回避行動」を起こさせる恐怖である。それは強い動機になり激しく持続性の行動を起こさせる。しかし、その果てに、感情のこもった喜びはない。それは次第に人間の心を枯らしてくる。

教育全体が単色化してくる。

4

しかし、私は言わねばならない。これらは日本の社会が選びとった途である。そしてメリットがあり、それ以外に、匹敵するだけのメリットのあるコースが目に見えなかったからこそ、進んで入り込んだ途であることを言わねばならない。それは高度成長をわれわれが選んだのと同じである。公衆の暗黙の合意がなければ起こらなかったことである。そして、教育の現状に至る経過と高度成長とはきわめて密接な関係がある。

高度成長は、かなりの教育を受けた人たちに支えられなければ不可能であったろう。その教育も、知る喜びを追求する教育でなく、新しいやり方を迅速に身につける者が勝ちという訓練であったことが、幸いしたであろう。逆説的かもしれないが、大学教育が欧米並みに充実していて卒業者はすでにある部門の専門家であるとしたならば、そううまくは行かなかっただろう。次々に変化する技術の内容を消化する準備を持っている、あまり特殊化されていない人たちこそ、日本の高度成長にぴったりの人たちだったのである。

また、それは、日本の失業者、とくに青年失業者が非常に少ないことに大きな貢献をしている。もし、戦前のように大半が小学校卒で就職したとすれば、不況の時には相当の失業者が発生したであろう。青年の九割が高校へ、過半数が大学へ進むということは、失業保険を支払うどころか、家族の負担で厖大な潜在失業者のプールを維持していることになる。しかも、このプールの中にいる人は、失業者という意識をもつどころか、高学歴者になるという積極的な意識を持ち、はなはだ効率のわるい失業者教育とちがって、進んで教育を受けて、やがて、もっとも技術革新への適応力を持った働き手として世に現われてくれる。

日本に大量に大学が生まれたのは戦後まもなく、高度成長以前の時期であるが、アメリカでも大不況後に大衆大学が出現している。ヨーロッパでも最近新大学が生まれつつあるが、ヨーロッパは十年来慢性不況にある。

このプールはかなり効果的な弾力性がある。不況のために、今、就職すればあまりよい展望がもてそうになければ、その代わりに一段階上の学校に進学して、次のチャンスに賭けるという選択に傾く。しかもその間は父兄負担である。失業手当の支払いを政府はする必要がない。

また、教育は階級制度にかわる一つの階層組織を提供してくれる。階級制度は明白な攻撃の的となり、その維持にはかなりむき出しの権力を必要とする。むき出しの権力は社会の不安定要因であり、しばしば社会体制の脆弱性の暴露であり、まかりまちがえば体制そのものが動揺する。しかし、教育というフィルターを通った階層組織は——教育への機会が必ずしも十分平等でなくとも——真正面からの攻撃を受けにくい。とくに社会の過半数がこの階層組織に関与している場合はそうである。

さらに、それは階級闘争を弱体化する。もし、おのずと、ある階級の人はある教育しか受けられないとすれば、その上限に優秀な人材が集まる可能性が大きくなる。戦後の労働運動の高揚期にあたって、その指導者たちは、鉄道教習所や逓信教習所の出身者が多かった。これらの職業教育訓練所には戦前、貧しいが優秀な青年を集め、そのトップクラスは〝東大出身者〟に匹敵するであろうといわれた。そのような指導者たちも、かりに戦後に生まれていれば、大半は大学卒業者となっていた可能性がある。今日の労働運動の低調化の一要因として、この変化を挙げることができるだろう。戦前、あるいは戦後十年間にはほとんど考えられなかったことだが、大企業組合指導者の地位は、優秀な社員の通るコースの一部となり、組合幹部出身の重役は今日ありふれた出来事である。

野党の弱体化、その指導者の老齢化にも同じ力が働いているだろう。

父兄も家族も、教育については「死回避行動」をとらないわけにはゆかない。世間でいわれる、「自分に学歴がなかったからせめて子どもは大学出にしたい」という父兄の気持は、あったとしても一部である。

むしろ、大きいのは、高度成長下の大衆がとらざるをえない貯蓄への態度と似ている点だろう。わが国民の貯蓄率は、長期間にわたるインフレーションにもかかわらず（インフレーションぬきの高度成長はありえない、逆はありうるけれども）、収入の二二パーセントと、アメリカの八パーセントに対してきわめて高い。貯蓄がインフレーションによって目減りすることはわかっている。とくに地価の高騰は、貯蓄の主目標である土地家屋の取得を遠いものにしている。老後の保障も、果たして貯蓄でまかなえるか、はなはだ怪しい。しかし、わが国民は社会保障に十分の信頼を置き得ないし、アメリカのように銀行が大学の学資に融資するわけでもない。隣人が貯蓄する時、全くそれをしないことは、かなりの安全保障脅威感である。満足のための貯蓄はごく一部を除いては現在ありえないだろう。

教育についても事情は同じではないだろうか。戦前の大学生は一年約五万人であったらしい。戦後それは数十倍となったが、大学卒にふさわしい仕事に従事している者の数は戦前に比してそれほどふえていないといわれる。学歴も当然インフレーション的価値低下を起こす。この場合も、貨幣価値の低下を見込みながらも貯蓄せざるを得ないのと同じ事情が働く。それは、単純な損得では答えの出ない強烈な動機――恐怖――にもとづく「死回避行動」である。低学歴者が少数となった時、この恐怖はにわかに増大する。配偶者を得られないのではないかという恐怖すら地平線上にほの見える。

高度成長は終わったが、そのバランスシートはまだ書かれていない。しかし、その中に損失として自然破壊とともに、青春期あるいは児童期の破壊を記してほしいものである。われわれは大量の緑とともに大量の青春を失ったと言えなくもない。

なぜなら、それは第一に、教育を「死回避行動」に変えてしまったから。戦後の新教育が何であろうとも、それは少なくとも「死回避行動」をめざしたものではなかった。戦前の教育でさえ同じことが言えるだろう。これは教育の内実を貧しいものにすることである。教育が「一元化」したのは、原因でなくて結果である。今日の商船大学卒業生が陸上の企業に就職するように、もし多様な教育機関が存在したとしても、単色化はさけがたいだろう。医学部のような特殊な学部でさえ、単に難関であるために挑戦する対象になりつつあり、医師になろうとする心構えの乏しい学生の存在に医学部は困惑しつつある。

最大の問題は、学生生徒はもとより父兄も教師も教育の元来の価値を信じなくなっていることである。

発達期は、現在の課題に応答しながら別に成長のための分をとっておかねばならない時期である。その分まで食い込むとは、それは成人になる資本《もとで》をつぶしていることになる。どこまでが資本《もとで》か、それを決めることはむずかしいが、冒頭にあげた少女の場合は不幸にも明らかに限界線をはるかに超えているといえよう。しかし、この少女を他人事と思える人は、今日ではかなり幸福な種族である。

むろん、人間には人間のしたたかさがある。愛や友情への満足欲求はそう簡単に消えてなくなるものではない。しかし、他方、それらが片隅に追いやられるならば、こまやかさは失われ、粗野なもの、茫漠たるものとならざるを得ないだろう。

今日、わが国のために弁ずる者は、わが国の犯罪率の少なさを挙げる。たしかにその通りであろう。しかし、一方、わが国の精神病院入院者数が自由世界最大であるらしいことも挙げねば不公平というものだろう。

高度成長期にわが国の精神病者数が増加したかどうかは何とも言えない。それ以前にはそもそも精神科医が少数だったからである。しかし、高度成長期の初期には、小児てんかん精神発達遅滞を専攻する者が大部分だった小児精神科医は、思春期を中心とする年齢の多種多様な患者に忙殺されている。患者の少ない聖域だった小中学生期は、ちょうど高度成長が緑地帯を蚕食したように、もっとも問題の時期となっている。

高度成長の終焉とともに、潜在失業者プールをはじめ、さまざまにそれなりの社会的機能を果たしていた厖大な中・高等教育機関は、そのような意味で「無意味化」を起こすかもしれない。惰性はなお受験競争激化、高学歴化の方向へ進むであろうが、これらの教育機関が次第に一種のサナトリウムと化してくる可能性がある。学校にカウンセラーを配置しようとする案はすでに現実の問題となりつつあることを示唆している。

学校が一時サナトリウム化することは、避け難いかもしれない。もしそうならば、それは高度成長の「ツケ」の一つがまわってきたことである。何事もタダでは済まないのが現実とすれば、そういう事態も十分考えられる。それは大変な事態であろうが、その時期を通過しなければ、この十数年の教育過熱下の「安全保障脅威感」を癒すことはできないかもしれないという気さえする。

今日の子どもたちがいちばん恐怖を覚えているのは何だろうか。お化けでも、戦争でもないだろう。落ちこぼれだろうか。そんな程度ではあるまい。ひょっとすると精神科医計見一雄氏（『インスティテューショナリズムを超えて』星和書店）の言われるように「生きつづけてゆけない」恐怖かもしれない。精神病恐怖であるかもしれない。級友の一人二人が休学したことを果たして彼らは他人事と聞いているのだろうか。彼らにとっていちばん身近な安全保障感喪失の危険は、そういうことではないのか。そのために彼らは無理をする。それは時に悪循環を生む。優等生の微細非行も、それにどこかでつながっているかもしれない。

それではどうすればよいのか。精神科医は本来後始末役なので、これは、という提案はできる位置にいなくて当然である。しかし、いくつかの、あまり規模の大きくない私学の行き方に、学ぶべき多くのものがあるように思う。教育爆発と世にいうが、その反面は教育萎縮である。戦後教育の残る肯定面は私学の地位向上であるが、それを多くの私学は十分に生かし切れていないように思う。まず私学から教育萎縮――単色化――を脱け出ることが、現実にみえる一条の光のように思われる、とくに初中等教育において……。

本巻収録にあたっての追記

大学＝失業者プール説と関連して――人口比でもっとも大学生の多い国はフィリピンである。

わが国の犯罪者と精神病者の収容数に関連して——刑務所服役者は四万数千、精神病院入院者は三十二万以上である。

＊本稿は特集「学ぶこと、生きること」（「教育と医学」一九七九年八月号、慶応通信）の一部であった。

精神科医からみた学校精神衛生

1

私は、とくに学校精神衛生にはたずさわっていない一精神科医であるので、患者を診療してゆく上で学校の先生と持った色々な交渉という狭い窓を通じて考えるより他はない。いかにも狭い窓ではあるが、そうでなければ作文になってしまうだろう。(補注1) また、この狭い窓は、患者にとって生涯を決定する重要な接点であるのに、しばしばここで誤解やズレを生じて、その結果、患者に思わぬ余分の不利益を生んでしまう、危うい接点でもあると私は思う。

私が学校の先生の立場になって考えてみてもすぐ限界が来てしまうことである。したがって、この一文は「精神科医の側からみた」という但し書きのあるとおり、一方的な見解であるし、さらに私が精神科医の代表でも平均でもないのは言うまでもないことだが、なまじ「公平な」立場に立とうとして問題をあいまいにするよりもましであろう。

2

はじめに「患者中心の立場」ということを考えてみよう。これには学校の先生も医師も賛成しない人は、あってても少ないだろう。しかし、実はただの「総論賛成」である。「本人の将来を考えて」というところで、お互いに考える内容が違ってくる。どうしても、一方は「教育的将来」を、他方は「精神健康に関する将来」を考えてしまう。その違いを自然なものとお互いに考えてここで角突き合わさないのが望ましいことだが、それだけでは済まないことが多い。

一般論として、精神健康あっての教育である、と言えば、建前としていちおう精神科医の主張のほうがまかり通るかもしれない。ところが、これにも実は異論がありうるので、精神健康を〝完全に〟回復しなければ勉強はできないか、あるいは有害であるか、と反問されると医者はぐっと詰まる。

実は、医者が特に困ってしまうのは「完全に治してから復学させたい」と家族なり学校なりに申し出られる時である。〝完全に〟ということばは一つの殺し文句である。この線で合意してしまうと、決定権はどんな場合でも、言った方の側が持ってしまうことになる。「まだ完全でない」と言われれば医者は引き下がらざるを得ない。医者はそうするだけでよいが、本人はそれだけで済まず、その度ごとに傷つく。

幸いにこういう合意に迫られるのは、学校との間ではあっても少なく、職場とのやりとりで出てくることがずっと多い。家族とのやりとりにも時々出てくる。こういう合意が受け入れられないのは、それが本人を追いつめる有害性のためである（結核が猛威を振るった時代でも、こういう合意の求められ方はなかったと思う）。

成人の場合には、治療を拒む権利がある。実は精神障害の場合にはその権利は法的には大幅に制限されているのだが、しかし、いやそれだけにいっそう医者は患者と治療についての合意を得る努力を放棄してはよくないだろう。実際にもこの努力自体が患者の治癒可能性を大幅に増大する。精神科医の腕のほんとうの見せ所の一つだと私は考えている。

未成年の場合にもこれが手抜きされてはならないと思う。なるほど、未成年に対しては親の権利と義務がある。学校の先生にも責任がある以上発言権がある。しかし、できるだけ、本人抜きの決定は避けたいところである。子どもは、大人は皆通じあっているという感じを持つものである。たしかに経験はそれを証明しがちである。母に打ち明ければ翌日にもう父が知っている。親に話せばあっという間に先生に伝わっている。先生に訴えれば父兄会で親が聞いて帰ってくる、など。実際は、大人といえども自分ひとりで打ち明けられた秘密を荷うのは重いから分担してもらおうと話してしまうのだが、子どもは失望し、また警戒心を高める。

精神科医は子どもとの対話の秘密を親や先生に対しても守るのが治療的である、と私は考えている。子どもが芯からこの医者は秘密を守ってくれると実感しなければ、治療はそもそもはじまらない。この辺は、よく話せば理解してもらえることなので、精神科医はもっとちゃんとこういったことを親や先生に告げて了解してもらう努力が必要だ、と自戒をこめて記しておく。似た事情は、しばしば、面接の内容を、親がいっしょに帰る途中に子どもから聞き出そうとする場合に起こる。この親の行動は自然なのだが、精神科の面接の場合には、せっかく面接の場で得られたものの気が抜けてしまう。ひそかな〝醱酵〟が起こらなくなる。こうして全く無駄になるだけでなく、同じ内容の面接は二度行うことができないから、しばしば治療全体を流産させてしまう。このことも、医者からあらかじめ——初診の時に——親に了承してもらわねばならないことである。「気が抜けますから」と話すとわかってもらえることが多い（その代わり家族面接を準備する必要が起こる）。しばしば面接の緊張を下水に流そうとして患者のほうから親に話したがるので、親に了承してもらうことはいっそう必要である。治療がいっこうに進まないのを不思議に思っていると、ここで〝水洩れ〟がしていたと後でわかることが結構多い。

この辺の機微は父兄面談などにも働いているだろう。話し合ったことを心のルツボの中で反応させるのは一つの仕事——けっこうエネルギーを食う仕事である。自分が変わろうとするのに抵抗する内心の力は、変わらねばならぬ必然性を認めている場合にかえって強い。人に話すとみるみる楽になる。しかし、それは心の中であたため反応させてしかるべきものを水に流したからで、いわば当然なのだ。

医者も気をつけねばならない。自分で考えあぐねたことは同僚（年長でも年少でも医者は皆〝同僚〟である）に相談すべきであり、さらに指導医には克明に報告して批判を仰ぐのが正道とされてはいる。それはそうなのだが、何事も副作用なしでは済まないので、患者の秘密は人に話すことはもちろん、カルテに書いてさえいけないというユングの極論にも根拠がある、と私は思う。相談し合う、批判を仰ぐ、という大義名分のもとに、治療の際に生まれる疑問や仮説をもちとおす緊張を解除しようとしたり、あるいはもっと安易な自己満足すなわち自己の努力あるいはその〝成果〟の同僚による是認肯定を求めると、なるほど医者の精神衛生は一時良くなるだろうが、治療の気が抜けるという〝副作用〟の比重の方が大きいと私は思う。

最終的に秘密を守る義務が課せられているのは医者である。それは、本人の了承なくしては破れない法的義務である。むしろ、親や先生からの打ち明け話をも引き受けて、持ちこたえる力が医者にはなくてはならない。

わが国では秘密を守るという一方で漏洩が多い。わが国社会の一特性でもある。折り入って、と頼まれると守る力を弱めてあげるのがよいこととされがちである。医者は自分でも楽になりたい誘惑と闘わねばならない。話せば自分の気持も軽くなり相手にも喜ばれる。しかし、この時から治療の筋道は乱れはじめるといってよいだろう。医者はこの辺のことにもっとメリハリを利かさなければならないと思うが、同時に両親や先生にもわかっておいていただきたいことである。

診断書一つでも、私は原則として患者の眼の前で書き、読み上げる（診断書は患者の費用負担であるからには、患者に医者が売り渡すものである）。ただ、目的があるはずで、それを聞き、その目的にかなうように――つまり患者が渡す相手に分かることばで書くように心がけている。実際はなかなかむつかしく、医者の修練の大事な一つと言ってよいだろう。診断書にかぎらず、ふつうの人にわかるように話すことが、である。それは病気の科学的説明では必ずしもない。病名だけでは不親切で誤解をまねくことが多い。字画の多い漢字ほど、漢字の数の多いほど、一つ一つの漢字の意味のどぎついほど、大変な病気と感じられるのが落ちであろう。むしろ、たとえば「経過は順調ですが長い目でみればあと一カ月休むのがよいと判断します」といった付記がよいだろう。

そもそも、診断書は病名を書くことを義務づけられているわけではない。人を迷わすだけの病名は、患者のためにも周囲のためにも有害無益だと私は思う。はっきりした病名でも――たとえば「胃潰瘍」でも放置しても消えるものから即刻手術までの幅がある。また、診断はとても初診ではつくものでないのが実際であり、診断がつくまで休めないというのも妙なものである。国によっては、医者が「休養を必要とする」と認めればそれで社会が信用するときくが、診断書を軽く考えてきたわが国の医者のみずから播いた種であろうか、それでは信用されないことが多い。そうだからといって、字面だけいかめしい診断書がひとり歩きしているのをよしとするわけに行かないと思う。

3

以上のことは、医者がわきまえていて、その都度家族や先生に話すべきことであると考える。その上で、治ってゆく過程に、本人はもちろん、家族も、先生も、それから友人も、それぞれの立場で参加してもらうことが大事である。「治ってゆく過程を医者がひとり占めにしてはならない」(名古屋市立大学――現・尾西病院向井巧氏のことば)。何の病気でもそうだが、病気の重大な副作用は、それを機会に孤立することである。患者が孤立を先取りする。つまり気配を察して身を引いてしまう。そこには羞恥をはじめ、きわめて複雑な心理が働いていよう。しかし、経験から言うのだが、一人親友がいるか、一人もいないかで、予後には重大な開きが生まれる。

足繁く訪問せよというのではない。そのための気づかいが患者には予想外の負担となることもある。些細な励ましが、もうすでに中毒量であることもある(そもそも励ましは、余力のある人にはよくても、力を出し切ってそれでもなおみずからに鞭打ち、焦っている人には、ただ辛いだけである。そして患者は一般にはそういう人である)。本人を見捨てず、そっと見守っている、という感じがかすかに伝わるのがいちばんよいことが多い。

一方、治療にあたって、医者がいちばん欲しいものは時間である。どの病気でも言えることだが、治癒には病気固有のペースがある。また同じ病気でも、患者一人一人によってそれぞれペースが違う。私は、医者の熟練というものの一つは患者固有の回復ペースをつかむ能力であると考えている。それより遅い時は何が邪魔しているのだろうと考え、早い時はどこか無理を強いていないかと考える。早すぎる治癒はしばしば、長い眼でみればあまり良い結果にならない。急にめざましい好転が起こった時などは、むしろ用心深くなれとは、名古屋大学教授笠原嘉氏の貴重な奨めである。慎重すぎると言われそうだが、患者や家族より先に医者が喜んでしまっては困るので、医者は十分おくれてほっとしても遅くない。

さらに、試行錯誤の時間が欲しい。治るとは病気になる前の状態にもどることではない。それはいつ発病するかわからない危うい状況である（精神科の病気に限らないことだ）。治った時は、たとえ、以前より見栄えがしなくとも、以前より安定度の高い、余裕の大きい状況でなければならない。したがって、治療のとくに後半は、模索行動のつみ重ねとその結果の（患者と共同で行う）アセスメントの時期が必要である。直線的に元の生活に復帰するのでなく、中途にこういった時期のあることが望ましい。医者からすれば、患者に実際に少し〝泳いで〟もらわねばわからないことが沢山ある。患者が思いがけない自己認識や発見をする時期でもある。

なぜこういうことを書くかというと、学校の生徒の場合、進級するか（卒業させてしまうか）、留年するか（まれには転校するか）、あるいはあと何日で出席日数が足りなくなるか、ということがいつも問題になってくる。これは当然といえば当然なのだが、正直にいって、医者にはつらいことである。患者にはもっとそうであろう。

ひとつは、どちらをとるにしても利害得失があって、その微妙な兼ね合いが問題になること、しかも、不可測要素が多いことである。すくなくとも医者には見えてこない要素が多い。学級は一つ一つ違った持ち味の対人関係の場であると思うが、むろん私の想像に余る。しかしそれによって、たとえば、留年した方が新しい友人を得る可能性が高いか、それとこれまでの友人を失うこととのどちらがましか、という問題が決まる。そこまでは到底考え切れないにしても、辛うじて出席日数が足りている三年生を卒業させれば、何にも属する場のない浪人になってしまうが、帰属する場をもたないことは、とくにわが国民がそうなのかもしれないが、かなりの打撃である。しかし、留年すれば、前年の出席日数が帳消しになる。といって、新学年の出席日数を揃えることを目的にしてしまうと、治療のペースが大きく乱れて、慢性化するかもしれない、などなど。

こういう決断の問題と並んで、あるいはからみ合ってというべきか、新学期までに治すとか、何月何日までに登校するように、ということから治療の日程に枠がはめられる。時々、私は、自分がダイヤの遅れを気にしながら走っている新幹線の運転士であるような気がする。日本人の好きな〝突貫工事〟はある程度できないわけでない。ただ、それは必ず手抜き工事となる。精神の回復過程は外科手術後の回復過程と同じく、そう自由に短縮できるものではない。しかし、しばしば精神科の病気は――一方で根拠なく恐れられもするのに――何か自由自在に短縮できるもののように思われがちである（精神科医が外科医ほど自信をもって発言してこなかったからだろうか）。ここでは、結局二兎を追うものは一兎をも得ず、という原則がいちばんあてはまるようである。それでもなお、実に微妙な場合が多い。

4

そういう思いを重ねるにつれて、次第に痛感されてくるのは、治療と両立するような学校生活の時期が実に少ないことである。とくに、中学、高校の場合、いずれも、三年間のうち、辛うじて二年生の時だけがそういう時期であるかのようだ。しかし、高校二年はすでに侵食されているらしく、多くの患者――卒業生も含めた〝一般患者〟――に問うと、「楽しかったのは中学二年生だけ」という答えがいちばん多かった。

生理学者遠藤四郎氏の言では、踊り場のない階段ほど人を疲労させるものはない、という。たとえ、エスカレーターのように人間が受動的に運ばれて行く場合でも、踊り場のない長いエスカレーターは非常に疲労させるとのことである。とすれば、これは脚の問題でなく、神経の問題である。私には現在の教育が「踊り場のない階段」にみえてくる。

大多数の少年少女がよくこれに適応しているのは、最近も福島章氏が指摘しておられる通りであろう。おそらく、古くサリヴァンが言い最近ラターが示しているように、人生の節目節目においては、その変化の中で、それ以前の不利な点、不幸な体験が〝償却〟されるという面があるのだろう。たとえば思春期の到来がそれ以前の問題をしばしば止揚する。しかし、その裏を返せば、まず、それ以前の順調な発達も、その後を必ずしも保証しないということだ。また、この節目がどっちに転ぶかわからない非常に重要な時期、つまり危機だということも出てくる。その辺を考え合わせる時、子どもの適応能力をぎりぎりまで試してはならないように思う。私のような者は、適応能力がいったん破綻した人を引き受けて治療する立場であるけれども、少年少女期においては、現在への適応だけでなく、将来の成長と成熟と社会化のための余力が蓄えられてゆくことが、生涯の精神衛生を全うするために必要だと思うからである。

＊本稿は「特集・学校精神衛生の展開」（「教育と医学」一九八一年四月号、慶応通信）の一部であった。

「思春期を考える」ことについて

私は、現在の思春期をめぐる社会病理を論ずるのに大きなためらいと惑いを覚える。率直に言って私は何か危ういものをかすかに感じているのだ。現在の思春期よりも、それを論じる角度に。

学校内暴力や非行は、ほんとうに、最近になってにわかにふえているのか、どうか。渦中にある人は、何をのんきなことを言っているのだ、といわれるであろう。しかし、私も含めて、個人的体験は深刻であっても、その照らし出す範囲は限られている。

私は、ない、とか、とるに足りないと言っているのではない。ただムードだけでものを言いたくないだけである。

学校対学校の大きな抗争は以前はなかったか。朝鮮人学生に対する集団暴力は少なくとも最近のことではない。私の小学校の生徒は隣りの小学校の生徒と会えば必ず「けんか」しなければならなかった。幼い捕虜はかなり屈辱的な目にあわされた。卒業式の時荒れるのは、そんなに新しいことだろうか。戦前の中学校にはかなりの「ストライキ」があった。

旧制高校は言うまでもない。「ストライキ」の前は「賄い征伐」だった。明らかに弱い者いじめである。いわゆる特権階級の通う学校の陰湿な教師いじめは、もう読む人はいないだろうが藤島泰輔氏の皇太子小説『孤独の人』に触れられている。私の中学校でも、あの物資のない時代に教師の背広を破いたり、椅子を戸口につみ重ねて入れぬようにし、青年教師がついに泣き出したこともある。漱石の『坊っちゃん』はユーモラスに読まれているが、現実の漱石自身は教え子の行動にいたく傷ついたようである。

そもそも日本の男性の原型であるスサノオは家族内暴行の典型を演じなかったか。江戸時代の記録、たとえば林子平の『子育ての書』は刀をぬいて暴れる少年や家の金を持ち出して悪所に通う少年に悩む世相を述べている。

われわれは、まず、過去を美化するという危うい道に入り込んでいるのではないか、と考えてみてもよくはないか。

警視庁の非行少年補導率はたしかに上昇している。しかし、これは警察の打ち出す方針によっても大幅に変わることである（誰も、交通安全週間の検挙率を以て、その期間の交通違反が増大しているとは思うまい）。しかも戦後のピークよりかなり少ない。犯罪全体も——。戦前から戦後にかけて、ドロボウに入られるのは、たいていの家のふつうの体験ではなかったか。戦前の三面記事のいかに血なまぐさかったか。しかし戦後の犯罪報道で、「一般的な犯罪率の低下にもかかわらず、かくかくの犯罪が行われた」という、さめた報道はないにひとしかった。

実は学校内の暴力の量が最大だったのは戦時中の学校であると思う。ただし、その場合——戦時中の小学生としての私の体験であるが——教師と、現在ならば教師に暴力をふるうであろう少年とが共同で他の児童に暴力を加えたのである。むろんそうしない教師のほうが数は多かった。しかし、学園を制圧していたのは、少数の暴力教師だった。とても正当な体罰というものではない。私には、朝鮮人の同級生に狂暴としかいいようのない暴行を加えられるのが今なお鮮やかに目に浮かぶ。一方では、そういう教師に磨き上げた竹の根っこを献上してへつらう同級生もいた。要するに子どもの社会は大人の世界を映す鏡である。つねにそうなのだ。被害者はいつも差別されている側だった。疎開学童もその中に入る。私は地元学童だったが、疎開学童と組んで、いかに理不尽な暴力を避けるかに頭をしぼった。私もかなり残虐な目にあったこともあるが耐えた。親にも教師にも言わなかった。親は無力であり、教師は必ずしも味方ではないと思った。私は天文学の本をくり返し読んで、宇宙から眺めたら戦争もわれわれの生死もとるに足らないことであるに違いない、という慰めで自分を支えた。日本降伏を知った時、まずひらめいたのは、あの暴力の場である「大日本少年団」がなくなることであった。私は学校へ行ってみて、昨日まで黒板に書かれていた神州不滅の板書がはやくも消されていることを確かめた。「やっぱり」と思ったが、教師への信頼がそこで崩れたわけではない。人間がそういう行動をとることを大戦下にすでにいくらでも知る機会があった。

何という可愛げのない少年だ、とお思いのことであろう（なぜか私は当時からファナティックなことが嫌いだった。軍国少年ではなかった。終戦時の価値転換の経験がない）。しかし、私のことはともかく、一般に可愛げのある子どもたちであることを求める傾向は全体主義への傾斜であると私は思う。児童のことを「よい子」と言うのはたしか戦時中にはじまる。〝可愛げのない〟小学生の私には、このことばに歯の浮く思いがあった。現在の思春期問題の解決の落ち行く先が再びこうであってはなるまい。私はそれを言いたいのである。


精神科医としての私は、外国の同僚から、なぜ日本は急速な工業化の過程で犯罪率が減少し、非行少年が少なく、嗜癖患者が少ないのか、とたずねられつづけてきた。日本でも大変ですよ、といっても取り合ってくれない。たしかに、あらゆる統計は、彼らの主張を支持する。喫煙は、多くの国において小学生、あるいはそれ以下の問題である。ヴァンダリズムといわれる公共建築物への「破壊のための破壊」は校舎にとどまっていず、教会から地下鉄に及んでいる。相談所には拳銃を持った警官が常駐している。ハイスクールにも拳銃を持った職員が巡回しているところがある。

私はよく考えたものだ。日本でも、やがてそれは起こるのであろうか（アメリカで起こったことはやがて日本でも起こるとは、十年前までよく言われたことであった）。あるいは（日本の精神病床の多さはまた外国の同僚の驚くところであるが）われわれは、外を攻撃するより、内攻してクレージーになりやすい従順な人間であるのか、と。

現在、思春期の少年が起こしつつあるという問題の底には、何があるのであろう。実は、教育が学年制をとり画一的となり、集団を扱うやり方が優先するようになったのは、実は明治以後のことである。寺子屋はむしろ、第二次大戦後の欧米が追求している個別主義の教育であった。しかし、寺子屋が階級上昇のルートにほとんどならなかったのに対して、明治以後、教育は階級上昇の王道と考えられるようになった。と同時に、つねに欲求不満が存在したわけで、それが賄い征伐から現在の教師攻撃に至る一連の現象を生んできたのかもしれない。

あるいは全く新しい事態のはじまりかもしれない。たとえば十年間にアメリカ、フランス、ドイツ、日本から中国までほとんど全世界同時的にみられた大学生の反乱が若年化したのであろうか。

あの反乱がなぜ歴史も社会体制もちがう多くの国で同時的に起こったかは謎とされているが、私は、どの国においても等しいのは第二次大戦からの時間であることを指摘したい。とすれば、同じく一時的である可能性がある（日本では大体五年耐えれば事態は変わるのだ）。

テレビの全国への普及は、昭和三十九年のオリンピックを以て完結したといわれる。ひょっとしたらと思う。あのように情報量の高い刺激に幼児期から受身でさらされることの影響は、まったく未知である。しかし、テレビの普及率の低い国でもヴァンダリズムはみられる。

また、社会には、一つの傾向があるレベルに達すると逆流が起こって復元力となる。そのような逆流だろうか。外国の同僚からみると、工業化あるいは高度成長に対して、わが国の青少年は、他にみられない従順さで適応してきたことになる。そのことこそなぜか、と問われるのである。それは戦後の民主教育のせいであろうか。逆に高度成長が幻想を与えつづけたのであろうか。戦後の家庭の雰囲気の向上であろうか。

戦前の家庭は全体としてはむしろ戦後よりすさんでいたと思う。戦前の父母は子を売らなかったか。わが国の離婚率最大の時期は、明治三十年代であって戦後ではない。母への思慕は母の父への忍従と一対のことであった。父は母を殴ったり、膳をひっくり返したりしなかったか。あのもっとも貧しかった時代、食物をめぐって、骨肉が争わなかったか。マイホーム主義は、家長制にまさること数段であると私は思う。

江戸時代、すでに、家長制は相当の無理をして維持されていたと私は考える。日本の父親が権威を演技しなければならなかったことは、江戸時代の記録の示すところであると思う。

外国の同僚たちは、日本の現状よりもはるかにはげしい状況にあって、デモクラシーの枠内で――デモクラシーとは非能率なものである――個別的に解決しようと努めている。それがいかに非力にみえようとも、わが国においてもそれ以外の手段に訴えようとする誘惑に屈してはならないと思う。

非行少年のエネルギーを全体主義のチャンネルに導くことは可能である。しかし、これはおそろしく高い買い物である。

教える側もひそかに変質する可能性がある。教師の側の暴力もひそかに増えていはしないか。すくなくとも、子どもを追いつめる一種の意地悪は。規則はますます細かな網の目となってゆきつつありはしないか。しかも、その価値を教師自身が信じているのかどうか。ここからあらゆる悪循環が生まれうる。子どもは「真の権威には反抗しない。反抗するのはバカバカしい権威 silly authority にだけだ」(サリヴァン)。

(「学術通信」一三号、岩崎学術出版社、一九八一年)

学校精神衛生——世界精神衛生連盟会議、マニラ、一九八一年の報告

1

第五分科会は学校精神衛生である。議長はタイのスリナム・タナプム博士、コーディネーターはフィリピンのミランダ・スタリア博士とカナダの林美貞夫人（精神衛生ソーシァル・ワーカー）、いずれも女性である。この会議は女性の活躍がいちじるしい。

第一日は、アメリカのミルトン・ミラー博士。『もし患者があなたなら』という著書にも見るとおり、情熱的なオプティミスティック・ヒューマニストである。わが国にも同じ流れの人がないではないが、悲壮感が漂う。彼にはそれがない。全く向日的な人というべきか。

彼は、人間の持つ精神的健康をめざす力を重視する。これは何百万年もの歴史につちかわれたものだ。だから、他者を援助できなくても、まず害せず、邪魔しないことだ。よい環境がしつらえられれば、人間本来の傾向が豊かに花開くだろうという。

彼は、問題のある子を専門家に送りさえすればよくなるという考え方に反対する。その子を個人的に知っていて能力も個性もわかっている専門家にしか彼は送らない。アメリカでは専門家にまかせれば九〇％失敗しており、うち五〇％はもう二回目にはそこに行こうとしない。

だから、彼は二つの原則を固守する。一つは成功しそうもないことに取り組まない。もう一つは失敗しそうなことを人にすすめない。この二つだという。

この原則からみて、児童・生徒が生活の大半を送る学校というシステムの中で、対処の方法を考えてゆくべきだと彼は主張する。そして一年、二年という長い目で見ながら努力することである。

たとえば、午後にだけ特別のカリキュラムを組むことによって、アメリカの高校では中退せずに卒業を迎える生徒の数が倍増し、学内暴力のために退学させる数のほうは激減したという。

カリキュラムは教師と両親の協力の下に作る。余分に休み時間を延長したり、家庭で賞を与えたり。とにかく、プログラム作りの中で、子どもたちが、自分のしようとしていることが何か、何をすればどうなるのか、がはっきりわかるようになっていることが大切だ。簡単な解決策はなく、現場で一人一人の指導者が最善を尽すことである。とくに子どもたちが自分たちより少しでも年長の人と関係を持つ体験を与えて彼らを補強することだ（アメリカの学級が二十余人編成で、個別指導であることを念頭に置く必要があろう）。

ミラー博士の情熱的な語り口は聴衆にかなりの感銘を与えたようである。特に若い人たちに。問題を学校と家庭で解決してゆこうという主張であるが、アメリカの学校精神衛生の深刻さ、苛烈さに比べれば日本は温室である。その中でアメリカ人は決してくじけず、大胆に実験し試行錯誤する。そして、万人に理解できる哲学と楽天主義をかかげ続けて進む。われわれが、自分がひよわに見える瞬間である。精神衛生を支えている哲学の一つは、専門家にゲタをあずけてしまわないことである。同道の精神科医、島田照三氏の言うごとく、「わが国のように精神衛生を単に予防医学としてとらえるのでなく、それが人間社会を形成するために（欠かせない）一つのフィロソフィーとして市民の多くに根をおろしている」からこそ、ミルトン・ミラー博士の主張が熱烈に支持されるのであろう。

2

いかにも修羅場をくぐって三十年というミルトン・ミラー博士につづく、香港大学ソーシャル・ワーカー学部のリー講師らの「小児の精神衛生問題」の発表はまことに対照的であった。若く美しくけなげな女性が代わるがわる登壇してみごとな英語で周到に準備された発表である。

非常に好評であった。新鮮でひたむきな発表態度もあろう。スライドの巧みな活用もあろう（香港の急な斜面にたてられた高層建築の小中学校。急坂を登校していく児童たち。片廊下に群がる休み時間の彼ら）。論旨の明快さもあろう。掲げた児童精神衛生の七つの柱ともいうべきものは、包括的であり、妥当である。しかも、それを裏切る香港の現状を次々と述べたてていく。ミルトン・ミラー博士が「オー・ゼア・リズ・ノー・ホープ」とつぶやいた。

「人格の統合」に対して学力第一主義。「自己への態度」も等閑に付され、児童の自殺がある。「自己規律と訓練」――これに対する教師の負担がいちじるしい。「積極的な人生目標」――将来への不安が強い。「各種環境への適応力」――これも学力第一主義の陰にかくれている。「対人関係の適正」――児童の自己中心性。「遊び楽しむ能力」――運動場もない。

まるで日本のことかと思われる向きもあろう。しかし、深刻さが違う。将来の不安といっても、条約上、今世紀末に中国に返還しなければならぬ、という宿命があり、大陸の政情によっては香港の特殊性自体もどうなるか。一方、現在は英領であるため、大学を出ても英本土に受験に行かねばならぬライセンスも多い。運動の場は狭いのでもなく、自動車に邪魔されるのでもなく、そもそもないのだ。しかも、青少年の多くは、苛酷な勉学に賭けて心身の健康をそこなっている。

おそらく実感であり実状であろう。しかし、まことに希望のもてない話に、同民族のコー氏（台湾）が「状況はそう悲観的ばかりだろうか。現にそういう環境で育たれた発表者が、すばらしい人間になっているではないか」と言われ、リン氏（カナダ）も賛成された。

3

日本の発表はあとまわしにして、今回の第五分科会には一つの特徴が打ち出されていた。それは、学校精神衛生一般と受験戦争による障害（リン氏のいう「狭き門症候群」）とを分けて、後者に第二日をあてたことである。

これは先のリン・ツン・イ（林宗義）氏の提唱である。各国の精神衛生の実情にくわしい氏によれば、「狭き門症候群」はアジアでも儒教文化圏に目立つが、各国は自国独自の問題と思っているので、ひとつ、これを、学校精神衛生の交流のいとぐちにしようではないか、という趣旨である。

リン氏の卓見の当たっていたことは、会場を見渡せば一目でわかった。国籍は別々だが、要するに九割以上中国系の顔なのである。マニラという環境でいえば、むろん日本人も中国系である。要するに漢字文化圏の皆さんである。

しかし、残念なのは、「狭き門症候群」が深刻なシンガポールと韓国からは、発表はもちろん、大会への出席者も皆無だったことである。リン氏はこの分科会へと特に招待する手紙を書いたが、返事も来なかった、とのこと。シンガポールが義務教育の基本少数科目への限定、韓国が塾・家庭教師の禁止という強い対策を出している国だけにまことに残念という他はない。

4

マレーシアからの発表は、オン氏とヨー氏という、明らかに中国系の二人の心理学者によるものである。クアラ・ルンプール大学心理学的医学部の人たちで、題は「マレーシア家庭における教育の方向」。社会福祉のシステムのない国では、階級上昇の手段として教育が用いられる。マレーシアは多人種国家（マライ系、中国系、インド系）だが、いずれの人種の家族も教育に意を用いている。一七％が家庭教師を雇い、五二％が親や一族が課外教育をしている。中・印系の方がやや家庭教師、マライ系がやや自家課外教育に傾いている。四〇％の児童は自由時間がなく、休日も教科書に当たっている者が一二％いる。上級学校が少ないので、競争は激烈であるが、学校内よりも家庭内に滞在する時間が長いため、教育は社会問題よりも家庭問題となっているという。しかし、母親は家族労働者でもある。このために子どもが放置されるのが問題である。日本では、子どもが生徒として社会化されているための親の放任という第二の問題があるが、マレーシアではそれはなさそうである。

別にマレーシアの中学校における精神衛生相談について発表されたが、いわゆる問題児の内訳は、注意散漫、学業不振、非行、怠学、反抗で、古典的というべきであろう。

5

台湾からはコー氏の発表だったが、大学の数が圧倒的に少なく、十倍以上の競争率であり、この前段階として良い高校も狭き門である、という。このような殺到の原因は、中国人の能力尊重、高学歴尊重、したがって両親の高学歴への期待である、とこの辺は変わらない。このストレスにより高校生には心身症が多い。解決策は、まず、学校数の増加、職業学校・技術学校へ行く生徒を増やす、学歴がなくとも実力がある人の地位を高める方策を考える、など常識的であったが、受験期は「明確な目標設定のもとに生徒の人格をきたえるのに必要な一時期である」という感じ方が底にあるように感じた。やはり科挙を二千年維持した国だな、という感慨は思い過しであろうか。科挙は中国文化の偉大な発明の一つだが、早く日本はもちろん朝鮮文化においても形式化し、血族主義に道をゆずっていた。むろん台湾でも、勉強はできるが友人を作れない学生が出てきているなどの付言はあった。中学校を義務化したため、そのレベルでの負担がなくなって、野球のリトル・リーグが世界的に有名になったという挿話も紹介された。

日本からの報告の求めに応じたのは、まず島田照三氏、白滝貞昭氏、それに私という神戸大学の一行だった。私たちは、日本人のつねとして大局観に立った報告は苦手であったし、聴衆にどのくらい歴史社会的背景の知識があるか分からない。そこで、次の点を強調しておいた。

まずは一般論で、「狭き門症候群」は家族の病気のようなもので、家族にも本人にも負担がかかる。受験生は一種の家族内特権階級の地位を与えられる。この状態を一家は合意を以て受け入れるが、不満は残り、家族緊張が生じる。時には発火点近くまで行く。

次に、しかし、日本では次の五点のために「狭き門症候群」はすたれないだろう。

第一は、中国文化移入以来の学問への高い評価。

第二は、戦前には経済的な狭き門が存在し、そのため高等教育を受けられなかった世代の欲求不満が子女をダミーとする傾向。

第三は、敗戦による貴族、高級軍人、地主の消滅のため、階級的位置づけとしての教育の比重が増大したこと。

第四は、農村の消滅と急速な工業化・近代化のため、個人的安全の学歴・資格への依存度が増大し、九割五分が高校へ、四割が大学・短大へ行くので、高等教育を受けるメリットは減少したが、受けないと少数者に転落する恐怖が増大したこと。

第五は、大衆化した大学は不況時には巨大な失業者プールとして機能し、好況時には教育馴れした可塑性の高い人間を産業界に送り出すという、社会のビルトイン・システムとなっている。

ところが、一九七〇年代には進学率は頭打ちになり、偏差値が登場して、受験生も、送り出す学校も、受ける学校も、全国の中での自分のランクを知る目安とするようになった。かなり強い進学指導が行われ、見かけ上、〝望まれる〟大学も高校も入試の倍率は一倍強から二倍で、日本に「狭き門症候群」があるのかないのかわからないかもしれない、云々、といったことを話した。

実は、予期せぬことに韓国・シンガポールが欠席したため、技術的な解決法が日本のこれだけとなり、〝偏差値システム〟ともいうべきものに質問が集中した。この制度のマイナス面、たとえばある値以下の生徒の無視、そういう生徒の挫折感、学校が受験の場として単色化し、成長の場としての意味が希薄になってゆくことへの言及は、反響を生まなかった。

ただ、リン教授は、現代は子どもも親も教師も、そして全社会が苦しんでいる時で、とくに現代の子どもは親と教育哲学の過剰期待の犠牲者である、と強調した。

入院中の近畿大学精神科岡田幸夫教授（一九八一年八月急逝）に代わって出席された大里・橋本両氏からは、「登校拒否の社会的背景」と題した報告があり、「都市居住の核家族サラリーマン家庭の成績の悪くない子で、マンモス校に通学している」という登校拒否児童の像が抽出された。マンモス校だと小挫折による児童の意気消沈に目が届かない、という説明だった。マンモス・クラスではないのか、という聞き返しがありそうだが、精神病院でも総病床数が多いほど退院率が良くないという古くからの統計があるので、何か根拠がありそうだ。

もう一つ、沖縄キリスト教短大の渡久地・畠中両氏による学童の暴力についての報告があった。要約すれば、両親が地域社会とのつながりを失い、孤立し、家庭がこわれ、それが暴力児発生につながるという社会心理学的な筋道となろう。

この辺は、日本の社会のイメージ、はやい話が「マンモス校」、をことばで伝えるのは大変で、質問がそういうところにひっかかって深まらない感じがあった。スライドを巧みに使った香港に学ぶところがあるだろう。

全体として林宗義・李美貞夫妻のプレゼンスが大きく感じられる分科会だった。全部ではないにしても、中国系の——ということはほとんどの——参加者から民族の誇りとして仰がれ、また親しまれ、教えを乞われているさまが見られた。七年制台北高校から東大医学部に進み、日本に多くの知己を有するとともに、ある面では日本人以上の知日家である氏は、われわれにも支持や忠告、助言を頒つのにやぶさかではなかった。

会場の内にも、むろん外にもおびただしい大学生がいた。フィリピン大学とセント・トーマス大学の伝統ある二校の他に、多数の大学がこの都市にあるといい、彼らの就職状況は暗いと聞いた。私には、東南アジアの大部分のいくつかの大衆大学の姿と、敗戦直後の〝駅弁大学〟濫立の記憶が重なった。（「世界精神衛生会議レポート」日本アイビーエム、一九八二年）

注

共同発表者白滝貞昭氏、東京神学大学佐山菫子氏のメモ、テープに負うところが大でした。また、一部のプリントを川崎市立中原小学校植井弘子氏より佐山氏を通じて拝借しました。深謝します。

＊プレオリジナルは世界精神衛生連盟マニラ会議（一九八一年）の報告書である。

教育と精神衛生

1

かつて、私は、ある産業医から「キー・パンチャー病」の予防について質問されたことがあった。この挿話を少し長々と述べるのは、現在の「教育と精神衛生」を考える上で、思い合わされるところが少なくないだろうからである。

産業医の言うところでは、「キー・パンチャー病」は、約十五年前の当時――今は知らない――銀行では大変な問題になっていたが、ある時、ある一人が発症すると、次々に発症者が出る。だから、この最初の一人である「発端者」を心理テストであらかじめ発見しておくとよいのではないか。「そのために適当な心理テストはありませんか。あるいは観察してわかる特徴でも?」

「キー・パンチャー病のことは全然知りませんので教えて下さい。たしか腕の腱鞘炎?」

「ええ、腕は細い筋肉が沢山あるところで、それだから微妙な運動ができるんですが、それだけ酷使に弱いのですね。指先の運動は腕の筋肉で行うのです。腕の力は肩から上腕の筋肉ですよ。そこは混線しないで下さい」

「つまり、生理学的に説明できることなのですね」

「そう、しかし日本人にしかないのです」

「それは初耳だな。なるほど、それで私に相談なさった。ふーむ、日本人の身体はきゃしゃなのですね」

「いやー、そのー、西洋人は一時間、六、七千パンチくらいなのです。それだと起こらないのですが、日本人は一時間一万一千から二千パンチなのです」

「うーむ、それなら、発端者を仮に見つけて配置転換しても、次の発端者が現われますよ。次々に除いて行ったらどうなるか。誰もいなくなるか、それとも全員が使いものにならなくなるか。つまり、あとになるほど、集団としてのキー・パンチャー病は重症化していますよ。弱音を早くあげる人は、集団の〝症状〟で、これが早く出れば、〝病気〟が軽いうちに発見されるのは、個人の病気と変わらない。むしろ、炭鉱に飼っているカナリアじゃないけれど、〝発端者〟を大切にしなければならないとも言えますね。皆が弱音を吐かないと、後遺症がひどくなるでしょう」

「では、どうしたらよいのでしょう」

「抜本的な解決は、パンチャーのペースを欧米並みに下げることですね。それは問題そのものをなくしてしまうことです。少なくとも日本人の上限を決めることが必要でしょう。それから休息を工夫すること」

「休息は工夫して、それは有効でしたよ。しかし、うーん、欧米並みとはねえ。それはとても通りませんよ」

「しかし欧米の銀行はそれでやれているのでしょう。それに日本人の身体は彼らほど逞しくないでしょう」

「その通りなんですが、企業は追いつき追い越せ、ですね。また、国内の企業同士の競争がはげしいから、うちの銀行だけそうするわけには行かない。それにねー」

「は？」

「パンチャーも、六、七千なんてだらだらと打たんですよ、そうせいと言っても。ソロバンのコンクールがあるのはご存じでしょう。キー・パンチャーのコンクールもありまして、そこでは一万四千とか打つ人が優勝するのです。成績を上げたいという力が働くのですね」

「報奨制ですか。とくに昇進があるわけでもないでしょう？」

「報奨といっても表彰くらいですね。とにかく、パンチャーは熱中するんですわ」

「若いお嬢さんがね。もっと面白いこともあるでしょうに」

「それは別にやっているんでしょうが、働き蜂ですね」

「ほんとうかなあ。働きたいとか学習したいとかいう意向が、人間にも本能とはちょっと違うけど、あるのは認めますが、自己破壊に至るのを健全な労働意欲なんて言えますかねえ。働き蜂は本能的に働くから決して体をこわすほど働きませんよ。自己破壊に至るのは、むしろ相互の牽制では？　つまりあの人は少なくてずるいわとかなんとか言われたくない。逆に「トップクラス」と言われるのは、学校の成績と同じで、何も快楽はなくても、誇らしい気持ちになりますからね。ただ、そこに歯止めをかけるのは産業医の役目といえませんかねえ。まさか、今の企業は〝使い捨て〟という考えじゃないでしょう」

「ええ……でもたいていは数年で結婚して新しいのと交代するから」

「つまり卒業してゆく。あとはその人の人生だし」

「そう……」

産業医は浮かぬ顔をして帰って行った。その後どうなったかは知らされなかった。彼には先刻承知のことだったに違いない。私は有効なアドヴァイスを出せなかったから、私にも不満が残ったが、相手はもっと不満だったろう。私は、しかし、キー・パンチャー病について初めて学んだし、私の知人で銀行あるいは生保関係の人に確かめた。これが私の、日本人あるいは人間と労働についての関心の発端だった。風の便りでは、産業医はほどなくやめたか、やめさせられたか、ということである。気の毒なことをしたと思うが、しかし、「発端者」を排除して集団を純化するという方法は、もしできたとすれば、遅れて大きなオツリ――反動――が来ただろうとは、今でも思っている。しかし、それは多分そもそも不可能だったろうという判断のほうが強い。

2

この古いやりとりを思い出したのは、教育の現状を思ってのことである。私は、銀行の計算課にいわば「ゆとり教育」を提案したのだが、とても現実はそんな単純なものでないことを思い知らされただけに終わった次第である。キー・パンチャーの話と同じ、「日本的」な因子が教育の現状を考える妨げになっていることは、わざわざ申すまでもないほどである。

「わかってはいるけれど、やめられない」要素が随分ある。教育でも、上級学校をめざしての勉強をやめるということはやさしい。しかし、日本が階級制度を緩和し、上昇への機会を平等にするということと、教育による社会的上昇とはセットになっている。第三の道を人類は発見しそこねている。逆に、優秀な生徒に十分能力を発揮させていない悪平等だという批判もあるが、現在の日本において、比較的平等な扱いの下で他の職種階層の出身者と交わる機会は、初中等教育を措いてない。これは、私学に小学生から入学した者が現に生涯持ち難い体験である。それがかなり手荒い要素を含んでいても、こういう機会をなくす方向に教育が進めば、日本は、階級の固定化に向かうであろうし、それは社会の活性化を失う方向ではないかという危惧が、かなりの人々に支持されるのではあるまいか。

このように、絡み合って切り離し難い問題はいくつもある。例えば、核家族化と高齢化社会なども、どうやらセットになっているようだ。戦前の家族制度下で高齢化社会が実現していたら、もっと困った問題が発生しているに違いない。

ところが、キー・パンチャー病と教育問題とが違う点は、欧米にないどころか、一般に欧米のほうがもっとひどいらしくて、彼の地の精神科医は日本の現状を羨望する。あちらは四十人学級どころか二十五、六人の学級。個別指導。学科の水準を下げ、宿題をなくし、進学競争が別の形をとる（たとえば、アメリカの優秀私大にはレベル維持のため優秀高校生をスカウトする役の人がいる）――そういう国でも問題はなくなっていない。こういう努力は、問題に対する対策としてとられたものであることが結構多いし、だから今の程度で済んでいるといえそうな点もあるだろうが、とにかく問題はなくなっていない。

二、三十年前から日本の社会学者は「アメリカで起こることは日本で起こる」と言ってきたが、そのタイプの出来事なのか、あるいは、何の兆候かということである。これが第一の問題で、もう一つは言うまでもなく、現下の問題に対処することである。何の兆候であろうと、現にキー・パンチャー病になっている人、なりかけている人、なりそうな人を傍観できないということである。とくに子どもは発達しつつその日の課題にもこたえねばならぬ点で、成人より余裕がなくては危うい。

3

第一の問題は、考えれば考えるほどわからなくなることを告白する。キー・パンチャー病は欧米にはなかった。われわれの問題はそうではない。二十数人学級の国、教師の個別教育の国、主要学科が日本よりずっとやさしい国、進学競争が――あるにしても――全然別の形をとっている国でも、われわれの問題は、むしろ何倍にも増幅された形で存在するらしい。われわれは、時に自問自答する、われわれの問題もあそこまで行くのか、そうはならないのか（よくみると、アメリカのパターンを追っていない社会現象も数少なくない）。しかし、いたずらな予言よりも現下の問題である。予言は実現の可能性を高める場合がある（self-fulfilling prophecy）。そうでなくても、われわれの視野を狭くしぼって、正面の問題をより鮮明に、他の問題を棚上げにしがちである。

4

精神科医の側から残念なのは、なかなか教育の現場を臨場感をもって把握しがたいことである。「関与しつつ観察する」ことが困難なことだ。

教育体験というより、私の場合は主に被教育体験、それも戦時中の「少国民」教育体験である。しかし、この体験は、少なくとも教育する側とのやりとりにおいては外傷体験である。空想の中で私は何度学校を破壊したか。また第二には、治療者という狭い窓から見た教育である。それは、患者と治療者とをとり巻く現実の一部分である。時には協力者、しかし時には出席日数その他で、私の通暁しない規約とのいささか煩わしいやりとりの相手であり、その結果、治療上短縮できない過程と規則との折り合いをどうつけるかに苦慮することとなる。これは、「現実の一部」だという受け取り方をするしかない。ごく稀にもう少し厄介なことが持ち上がることもある。第三の体験は、私の家庭における体験で、これにはいわゆる父兄として学校に対する立場と、親としての家庭教育者の立場とがある。

この学校被教育者としての体験を踏まえて言うのだが、現在(一九八二年)の小中高校生の親はちょうど国民学校教育を受けた年齢に当たる。個々人の教師によい思い出を持っていることはあるだろう。しかし教育自体は、苛酷で空虚でしかも権威の底が割れていた。私の少し上の世代のような、戦争にコミットしたか否かを反省するところが出発点ではない。この戦争で死ねるか、とか「大義」とかは問題でなかった。少なくとも小学生に理解されるような呪文より以上のものを教える労を誰もとらなかった。戦争は半ばSFであった。しかし、いつ何時現実となって襲いかかるかもしれず、その時はもう「虎口の中」にいることになるだろうことはわかっていた。また、いつ何時兵士である父が白木の箱となって、とたんに一家の運命が一変するかもしれなかった。実例は周囲を見回すだけで足りた。戦時中の小学生の写真が時々出版されているが、あれはまさに難民の顔であり、見ているうちに、第三世界の難民児童に級友の誰かれ、いやおのが姿が重なる。この世代の体験が、どういう形で今、家庭教育者体験として現われているであろうか。

戦時中の教育体験は過去のものとして忘れられた。個人として再びは体験しないであろうからである。そういう体験は、以後のより成人的な体験によって掩われ、彫琢洗練されないで潜んでいるものだ。自分の子どもが思春期になった時、体験の想起への誘い水が注がれる。戦時中の教育への嫌悪が現在の教育への批評感情と共存し、しかも現実の子どもへの対応は戦時中の教師のパターンになってしまっていることが大いにありうる（あいにく当時の父親は兵士だったり、さもなくとも徹夜、「休日返上」で働いていて、遠い存在だった）。この辺のことはもう少し考えてみる必要があるように思う。一九六八年、全世界的に「学生反乱」が起こった時、社会学者は、歴史も発展段階も全く違う地域の同時的現象に戸惑ったが、私は、第二次大戦からの時間が同一である、という共通因子があるではないかと思った（八八頁参照）。世界大戦のたびごとに社会現象の少なくないものが世界的に「同期化」する。

5

精神科医としての私と、かつての学童としての私とが私の中でせめぎ合う。実際、今日ならば学校で問題児扱いされることをほとんどすべて私はやって来た。それらのことは第三世界では問題にならなかったように、私の少年時代にも問題にならなかった。ほぼ確実に当時の日本は第三世界に属していたのである。少なくとも、昭和十九年末から二十年八月までの授業はないにひとしかった。初めは空襲警報になると、のちには警戒警報でも学童を帰宅せしめたが、それはほとんど毎日だったからである。

このような心の中のせめぎ合いの中から辛うじて私の言えることは何だろうか。

基本的には、精神健康をめざす人間固有の力への信頼が一つ。とにかく人間は数百万年生き延びてきたのである。もう少し特殊的には、カウンセリング、相談、というものは、狭い意味では一つの技術であろうが、実際には、食事や睡眠と重要性においてさほど劣らない人間の基本的活動である、と私は考えている。

この基本的活動が不活発になることは、精神健康を掘りくずすものであると私は思う。私に凄絶な感銘を与えたのは、世界の遠隔地で働いている駐在員の話で、ホテルへ戻ってから大声でひとり言をいうことが精神衛生上絶対必要だという。「今日はまあよくやったほうだな。イヤなこともあったけどな。いいじゃないか。明日はこうしてああしてって。まあ、今日はビールをのんで演歌でも歌おう」。精神医学の重鎮で国連の任務で単身英語の通じない地域によく出張されるK先生は大きく合槌を打たれた。「そうだ。ひとり言をいわないとクレージーになるよ。あれは大切だ」。精神医学では独語はあまり精神衛生のよい状態とされていない。たしかに人に話しかけるほうが壁に話しかけるよりもよい。しかし状況によっては、壁にでも相談するほうが、頭の中で想念をわだかまらせているよりよいのである。教育が「引き出す」ということだと、西洋の語原に沿って言われるのは、教育者がよい「聞き手」になることを含意していないか。教師は「送り手」であると同じくらい「聞き手」であることが重要だと、これは大学教師であった私の反省も含めて思う。

この一般論を背景にして、次は、当人（子ども、患者）の頭越しにものを決めないことが重要だと思う。精神科医は、子どもの患者を相手にする時、特に子どもは、大人というものは皆グルだ、という外傷体験を持っていると考えてかかるべきだ、ということを味わわされている。「親にだけ」と、心をこめて打ち明けたら先生に伝わっている。逆の方向もある。時には子どもの真剣な思いが笑いものにされる。子どもはペットの次に大人の慰みものにされやすい存在である。「この先生は秘密を守ってくれる」ということを言葉でなく態度によって実践によって知って、はじめて子どもは真実を話してくれるものである。これは、治療の現場から教育の現場へぜひ伝えたいことの一つである。治療の現場でも親などを相手にして、この姿勢を保つことはそう楽ではないのだが――。産業医と会社員との関係を考えてみると、いっそう分かっていただけるだろう。職場の上司に筒抜けとなれば患者は真実を語らない。しかし、同時に職場で患者の立場は守られなければならない。これは周囲が当事者を包括的に尊重することによって可能になる。

次に伝えたいことは、子ども（に限らずだが）の反抗するのは、真の権威でなく、バカバカしい権威 silly authority だという、アメリカの精神科医サリヴァンのことばである。学校の細かい制服規定にせよ、何にせよ、それが現代の教師の信じうるものならよい。しかし、そうでないならば、教師自身が信じていないということを、子どもは敏活に読みとるものである。「月給のためにああいうことをしなきゃならんのだな。大人もつらいよな」ぐらいは考えそうである。この感じは教師にも分かり、二重の屈辱感となる。子どもに対して屈辱感を持った時は、教師であろうとなかろうと、大人は余裕を失ってかなり危険な生き物になりやすい。

ということは、また、成功の見込みの薄い改革は、しないほうがよいくらいだということになる。silly authority とはカブトの内側を見すかされている権威である。そして、改善よりも先に(子どもの発達に)有害なものを除去するほうが先決だということである。

最後に、教師の集団的精神衛生が重要である。風通しのよさといおうか。この点からみて、教師が高度に管理的な集団にリードされることは好ましくない面が多かろう。精神科医集団の精神衛生が患者へのよき治療のために上級精神科医の第一に心がけるべきことだという認識は最近強まっているが、教師も同じことである。すでに養護教諭の相当パーセントは自校教師同僚の精神衛生上の問題を持ち込まれている。

(「学校保健研究」一九八二年十月号、日本学校保健協会)

II

サラリーマン労働

サラリーマン社会に発生する精神障害についてはすでに多くのことが言われてきた。とくに、勤勉な壮年サラリーマンをおかしやすい精神病として、うつ病が注目されている。多くの有能な中堅幹部の自殺の背後にうつ病を想定してよいことは、もはや常識となりつつある。(補注1)

ただ、次の二つのことは、この常識に対する保留として是非とも言っておかねばならない。

まず、サラリーマン社会が状況論的にみてもっともうつ病の発病しやすい環境とはいえないことである。中小企業の経営者や自営農民(補注2)は、幾分あなたまかせなところのありうるサラリーマンよりも、うつ病を起こしやすい状況の中で生きている。つまり壁ぎわに追いつめられやすいということだ。

第二に、サラリーマンはわが国の現代における生き方の典型の一つである。それは、たとえばわが国の江戸時代において、東国では武士が、畿内では半農半商の自営者が生き方のモデルとなっていたのと同じ意味においてである。わが国における〝サラリーマン〟は、半ば武士モデル、半ばマニュファクチュア的半農半商人モデルの後継者である。サラリーマンでなくとも、サラリーマン的に生きるように誘う吸引力が、このモデルにはある。また逆にサラリーマンであるためには、人生の決定的時期において、ドラマティックな自己決定を必要としない。サラリーマンであることは、最大公約数的なゆるい自己決定で足りる。時代の典型的職業とは、そういう役割のものであろう。かくてさまざまな気質の人間がサラリーマンとなる。サラリーマンをある特定の気質とむすびつけて論ずることは問題を不当に狭めることになろう（補注3）。

ところで、職業選択には実際的理由の他に心理的理由がある。フロイトはいっている。「労働は自己の社会生活を組織し、それに正当な拠りどころを与えるために不可欠であり、この意味において価値をもつものであるが、職業的労働およびそれに伴う人間関係のなかに多量のリビドーのナルシシズム的・攻撃的・色情的要素を注ぎこめるということも、前記の価値にまさるとも劣らぬ価値を労働に与えている。もし自由に職業を選択できるとすれば、感情的傾向や本能的エネルギーを昇華することによって職業の中に利用できるようになるから、あらゆる職業が特定の満足の源泉になるだろう」（『文化の不安』）。

この一文のいうところは、ごく平明である。つまり、さまざまの気質の人間は、個人的・家庭的・社会的生存の維持のために労働するのであるけれども、労働の中には同時にさまざまな自己の欲求充足のチャンスがあり、そういうものとして労働は利用されている、ということである。さらに付け加えれば、自己決定あるいは逆にその回避のためにも大いに利用されているといってよいだろう。ただ、軍人や科学者あるいは文学者や俳優にくらべて、サラリーマンであることは、より多様な気質により多様な利用の仕方を提供する。在来の精神医学的性格論の用語を用いればスキゾ気質の、循環気質の、自己顕示的な、強迫的な、等々のサラリーマンがいる。

スキゾ気質の人が自己決定を回避してサラリーマンになることは、しばしばみられる。組織のスピリットに同化せず、気のない様子、はずみのない仕事ぶり、しかしある範囲でそれは正確である。同僚とはせいぜい碁のつき合い。社員の会合はたくみに避け、退社後の彼が何をしているかは誰も知らない。彼はひそかに詩を書いているかもしれないし、高等数学、あるいは天文学に打ち込んでいるかもしれない。知られざる「テスト氏」(補注4)は多い。

スキゾ気質の人の精神健康は、他人との距離を周到にとることに依存しているが、その際サラリーマンの匿名性、無記名性が大変役に立つのである。作家カフカの場合がこれである。事件にゆさぶられない、生活の自閉的安定を求めるうえでも、サラリーマン生活は利用価値がある。カフカは、正確に恩給がつく時までオーストリア帝国労災保険庁につとめた。可もなく不可もないつとめ振り(補注5)であったといわれた。しかし今日調べ直すと非常に有能な官吏であったらしい。しかも目立たなかったところがポイントである。

しかし、また、スキゾ気質の人が、回避的な意味合いではなしに、つまり積極的にサラリーマンとして生きる場合もある。あたかもスキゾ気質圏の天才的学者が現実世界を全面的に断念し、その代替物として世界包括的な学問体系をつくり、いわば〝現実とは別の盤面で〟自己の全問題を決定的に揚棄しようと試みるように（飯田・中井『天才の精神病理』中央公論社、一九七二年）、積極的な統合失調症質のサラリーマンは、世界を「手続きの体系」に化してしまいかねない。自分の思うとおりにならない外界の存在を認めるところに、現実原則のはじまりがあるとすれば、世界の抽象化、手続き化は、現実原則の置換ひいてはひそかな否認の行為とさえいいうる。「手続きの体系」は、実は彼らにとって世界と等価値であり、彼らの内奥深く秘められた誇大的な幻想の中では、この体系の操作が実は世界を自由自在に操っているのだということもありえよう。[補注6] 彼らはこの世の中の区々たる位階にさほどの価値をみとめず、昇進には淡々としているが、そのため、かえって速やかに昇進することさえある。しかし昇進しても精神的に発奮したり動揺したりすることはない。これは昇進が重大な精神的動揺の源となるうつ病圏の人と非常に異なる点である。

しかしスキゾ気質の孤独の人がそれなりに安定しているためには、文字どおりの孤立ではなく、ひそかな庇護者、現実との媒介者が存在していることが必要であるらしい。このような人を身辺から失うことは、彼らには重大な危機である。これと同じく、彼らを庇護している組織体の微細な動揺も、彼らの過敏さを秘めた心には、真の生存の脅威として受け取られることがある。自行の不正融資の記事は、一流銀行の行員にとって不快であっても、生存の危機を感ずることはないだろう。しかし、あるスキゾ気質の行員は、ただちに自己の生存の基盤が崩壊するように感じ、そこに陰謀の臭いをかぎとったのであった。彼は急に周囲が信じられなくなり、自分は孤立したと感じた。女子行員の微笑にも何かのワナを読みとるようになる。いつの間にか、彼は〝国際陰謀団〟とひとりでたたかっている自分に気がつく。彼の異常が周囲の目につくのは、ようやく、ある朝彼が奇妙な上申書を提出し、上司の罷免を要求するに至った時点である。

スキゾ気質の人の秩序愛好は、きわめて防衛的性格をもっている。この防衛的性格はほとんど意識の皮一枚下までできている。失敗を〝突っ込まれる〟ことは文字どおり彼らの内面に侵入されること、すなわち対人距離の潰乱であり、そのようなことは周到に予防されねばならない。そしてこの被害意識の裏にはしばしば誇大的な世界操作幻想が潜んでいる。

しかし、秩序を自己目的として追求する気質の人々がある。その代表的なものは強迫神経症あるいは強迫性格の人たちであろう。彼らは文字どおり〝きちんとしなければ気がすまない〟人たちである。彼らは衛生、秩序、組織化、分類、正確などを徹底的に追求する。しかし、彼らはスキゾ気質の人のように幻想的な体系化を追求しない。スキゾ気質の人の好む対称性、幾何学性は問題ではない。彼らにとって必要なのは、具体的に、たとえば整然と整理された抽出しやファイルキャビネット、一つの間違いもなく記入された帳簿等々である。彼らのルールは能率原則である。

強迫的な人たちは、はげしい攻撃衝動(補注7)を内に秘めていることが多い。彼らは、この攻撃衝動を自覚するとき、きわめて不安になる。この、自己の攻撃衝動に対して起こす不安に対して、自己を防衛するものが強迫行為であるという説明は一応受け容れられる説明である。事実、強迫行為、たとえば整頓癖を無理に抑えるとはげしい不安がおこる。この防衛的性格は通常決して意識されない。

また、攻撃衝動は完全には抑圧できない。強迫性格者はスキゾ気質の人よりも他人の非を責めるに急であり、その際殺気立った攻撃性が奔騰する。スキゾ気質の人が激怒するのは、必ず彼らが攻撃されたと感じたときである。事実は大抵相手がそれと知らずに秘められた過敏な個所に触れたのであるが。しかし強迫性格、強迫神経症の人は、しばしば被害者であることを強調するが、事実はまぎれもない攻撃者であることが少なくない。時に彼らはいささかわずらわしい正義の人になる。もっとおだやかな場合は、彼らがする「意地悪」である。ただしこの意地悪にはほとんど快楽を伴わない。不快の一時的軽減はあるかもしれないが、それがなくても彼らには「せずにおれない」強迫がありうる。

ところで、『遊びと人間』というユニークな研究書をものした、フランスの哲学者ロジエ・カイヨワによれば、人間の遊びからみて、いわゆる原始社会と文明社会とはきわめて対照的である。すなわち、原始社会では、仮面・仮装による、社会的位置からの自己解放や、眩暈《めまい》的な陶酔による、意識からの自己解放が遊びの主流を占めているのに対して、文明社会では、実力による競争とかチャンスによる運だめしが遊びの主流であるという。彼はそこから出発して、原始社会を「混沌の社会」、文明社会を「会計の社会」と規定する。(補注8 a)仮に精神病理のことばに翻訳すれば、「ヒステリー的解放の社会」と「強迫神経症的抑圧の社会」となろうか。

たしかに仮面と眩暈による解放が社会的装置の中から外されて久しい。現代社会における仮面と眩暈の遊びのにわかな復活はたしかに注目すべき現象だが、それは全く孤立した個人としてひたるものにすぎない。他方、原始社会においてあまり出番のない強迫性格は、能率原則の支配する文明社会においては、いたるところで〝仕事〟がある。そもそもいわゆる高文明《ホツホクルトウール》がそのはじまりからして、時間を分割して暦をつくり、土地を測量し、収穫を貯蔵し、貨幣を発明し、法律で人を裁き、職業的軍隊を創設する、など強迫性格的な事象にみちみちていることを想い起こしたい。

サラリーマン労働を管理労働と定義すれば、管理とはまさに強迫的な仕事である。しかし、強迫性の裏に必ず抑圧されているはずの攻撃性はいったいどこへ行ったのであろうか。その行方はたいへん気がかりである。サラリーマンの職場にはしばしば小さな「意地悪」の交換があるらしいが、これはサラリーマン社会につくりつけの安全弁の一つかもしれない。しかし、それでことは済むのであろうか。フロイトは『文化の中に潜む不愉快なもの』（邦訳題名『文化の不安』）の中で、文化の底にある自己破壊衝動に深い懸念を表明している。

はじめに少し触れたうつ病については、どうであろうか。

スキゾ気質の人は匿名社会としてのサラリーマン社会を利用して自己を隠蔽したり、孤独な幻想をあたためているであろう。強迫性格の人は、能率原則にしたがうサラリーマン労働に、その暗い衝動の昇華、少なくとも転位の場を見出しているであろう。ここではとりたてて述べなかった他の神経症にしても同じことである。要するに、一般的職業であるからには、その人の歴史と気質（この二つは全く別箇のものではないが）によってかかわり方がいろいろあるわけだ。

しかし、うつ病と近代管理社会――経営体とにはもう少し深い内的連関があるのではなかろうか。近代管理労働制度としてのサラリーマン社会のモラル、すなわちマックス・ウエーバーのいう「官僚制《ビューロクラシー》のエートス（倫理）」に自己を同一視し、それと一体化しやすい気質の人が存在するが、その気質こそうつ病の病前性格の一つとされる「執着性気質」[補注8b]（九州大学の下田光造）、あるいは「メランコリー型」（ハイデルベルク大学のテレンバッハ）である。このことはもっと注目されてよいのではなかろうか。

下田によれば、「執着性気質」とは「一度起こった感情が正常人のようにときと共に冷却することがなく、長くその強度を持続しあるいはむしろ増強する傾向をもつ。この異常気質に基づく性格標識としては、仕事に熱心、凝り性、徹底的、正直、几《ママ》帳面、強い正義感や義務責任感、ごまかしやズボラができないなどで、したがって他から確実人として信頼され模範青年、模範社員、模範軍人などとほめられている種の人である。また発明発見などに適した性格でもある」。またテレンバッハによれば、メランコリー型の人は、「よく働き、喜びを持って仕事をする。仕事ぶりは綿密かつ確実で一点一画をもゆるがせにしない趣がある。また仕事に没頭した生活を送っており普通の人よりもはるかに多くの仕事をする。一日の予定した仕事がすまないと、残したことが気にかかって心がおちつかない……(補注9)」。

　専門的な議論を抜きにすれば、両者の共通性は明らかである。「執着性気質」(補注10)にしても「メランコリー型」にしても、その持主は、限度をこえて良心的である。彼らの熱中性、徹底性、几帳面さは、彼らのみずからに求めるところがきわめて高いために、どこまで行っても彼らの自己要求を充たすことができない。彼らはいやしがたい不全感につきまとわれている。

　同じく自己への要求水準が高いといっても、ヒステリーの人の、他人の眼によくみえるようにという欲求にもとづくものや、恐怖症の人の、どこか他人への不信といささかの見下しのために、何でも自分でやってしまおうとするところから生まれる高い自己要求とは、明らかに異なる。執着性気質の人の高い自己要求は、彼の内面にある過大な良心の要請にもとづくものである。

彼らが書くレポートは、推敲に推敲をかさねてもなお足らず、そのたびに修飾や注釈が増してゆくであろう。彼らは残業をし仕事を家に持ち帰る。彼らが仕事の計画をたてれば必ずそれは能力の一二〇パーセントに相当するだろう（スキゾ気質圏の人、とくに発病直前の一念発起のように、能力の三〇〇パーセント、四〇〇パーセントといった幻想的な過大さには決して至らないが）。飛躍ができないために、彼らの話はまわりくどく、いきなり核心に入ることができない。もっとも周辺的な事柄や状況から語りはじめて相手を苛々させるのは彼らである。

すでに、下田が、この典型として模範社員をあげている。彼らの仕事熱心は決して出世のためではない。権力志向的な野心家は係長から課長、課長から部長をめざすが、執着気質者は与えられた枠の中の最善のものをめざす。すなわち職業的良心の見地から係長なら理想的係長とはいかにあるべきかを考え、この目標を自己に課し、それをめざして到達不可能な努力をする（これがわが国の〝神なき〟文化の中においては「天職」意識に近いと思う）。しかし、彼らは、出世主義者でないけれども、現世的・職業的ヒエラルキーは承認し、その上それを内面にとりこんでいる。彼らの良心は職業的良心にとどまり、いわば与えられた役割と一体化している。彼らは状況密着的、限界内停留的である。

このような性格の人は、われわれの周囲には決して珍しいものではない。しかし、「執着性気質」あるいは「メランコリー型」の概念は、日本とドイツ以外ではほとんど反響を生まなかった。(補注11)この性格は両国民にとくに顕著であって、ドイツ的勤勉、日本的勤勉といわれるものの実体はこの気質ではなかろうか。それが両国の〝急速な近代化〟や〝戦後驚異の復興〟を支えたものではなかろうか。

躁病、うつ病の割合は文化圏によって大いに異なるものであるらしい。スペインやイタリアなどの南欧や中南米あるいはインドネシア、ニューギニアなどの熱帯地域ではうつ病はほとんどないといわれる。(補注12)その代わりに躁病がはばをきかせている。わが国やドイツではこれに反して純粋の躁病はかなりまれな病気であり、(補注13)うつ病の方がはるかに多いのである。

ここでマックス・ウェーバーの有名な『プロテスタンティズムの倫理と資本主義の精神』をとりあげてみたい。

ウェーバーは資本主義精神の担い手を、資本家ないしは企業家だけでなく労働者層をも含めて捉えた。他の論者にあっては、貨幣利得を欲求する衝動としての営利心を資本主義精神とみるのに対して、ウェーバーは営利追求自体を倫理的義務とみなす一つの心的態度《エートス》を資本主義精神の真髄とみなした。彼によれば、資本主義の成立は営業のための道徳からの道徳のための営業への転換である。すなわち営利が自己目的として一個の倫理的義務とまで化することなのである。南欧における産業資本主義発達の立ちおくれは、労働者の「良心性」の不足が主要な原因である、とさえウェーバーは言っている。

ウェーバーによると、資本主義精神の精華は射倖的投機商人ではなく、工場制度のような巨大な合理的な経営体とそれを支えるエートスとなる。そして、ウェーバーは、私企業経営体の職員もふくめていうところの官僚制のエートスを「天職」意識にみている。「官職が天職であるということは……官吏の地位が義務としての性格をもつということのうちにあらわれる。……すなわちある官職を占めるということは……自由な労働契約におけるように、給付の月並な有償的交換とはみなされない。それは、私経済においても、生活の保障とひきかえに特殊な職務忠実義務を負うこととみなされる。近代的な職務誠実に特有な性格の決定的な特徴は、それが……ある人間に対する忠誠関係を打ちたてるものではなく、非人格的な即物的目的のためにあるということである……」(「官僚制」)。

近代資本主義精神と経営体の官僚制の職務意識が、執着性気質ないしメランコリー型と構造的な類似性を持つことは明らかであろう。

ウェーバーのこの把え方には無論、多くの批判が集中した。しかし実のところ、近代資本主義とその従事者の意識という対象と、ウェーバーの気質とが構造的に互いに照明し合ってこのようなユニークな理論が生まれたのであろう。

ウェーバーが重篤なうつ病に罹患していたことは周知の事実である。(補注14) その病前性格も、明らかに執着性気質あるいはメランコリー型といってよい。「仕事の重圧にいつも圧しつぶされていたい」という彼自身の告白や、周囲の人の伝える仕事ぶり、たとえば新進時代のウェーバーが要求をはるかに上まわる膨大なレポートをものしたことなどを知らずとも、関係文章の中に関係文章が入れ子になり、長い長い陳述が註記や挿入句を交えて飛躍をみせずに延々とつづいてゆく彼の文体(補注15)をみればわかることである。つとにヤスパースは『プロテスタンティズムの倫理と資本主義の精神』が、即物的・客観的であるにもかかわらず、彼の人格そのものの刻印を帯びていることを指摘している。否、即物的・客観的であること、彼のいわゆる価値自由性こそ彼の禁欲的な執着性気質的倫理態度といえよう。

実際に、うつ病の素質のあるサラリーマンが、サラリーマンになろうとした動機をみるとき、少年期の志望を家族的伝統や現実に照らして進んで断念するという、禁欲的自己決定であることが少なくない。

たとえば、少年期に医師をこころざしたあるサラリーマンの場合をみよう。この医師志望は、少年らしいいささか誇大的なヒューマニズムによるものではなく、一族に医師がいないので、自分が医師になり、一族の病人をたすけたいというものであって、ここにすでに、家族的期待を先取りし、家族的必要に応え、家族の有用な一員となって、家族と一体化したいという志向がみられる。しかし彼は、父の年齢や収入を勘案し、進んで文科系を選び、サラリーマンになるのである。就職のとき、彼の父は「一隅において有用となる人間となれ」(補注16)といった。彼はそれに深い感銘をうけた。彼は与えられた役職や仕事を絶対視し、それと一体化した。しかし、執着性気質者は強迫性格者のような、〝きちんとした仕事〟に自己愛的な快楽を覚える人たちではない。仕事の内容それ自体への興味は禁欲の対象である。彼らの熱中や几帳面は、飽くことのない〝良心〟に駆りたてられての、苦渋なものである。興味のおもむくままに仕事を進める人たちにくらべて彼らの仕事は不器用である。仕事の器用さに必要な心理的飛躍が彼らにはできないからでもある。彼らの仕事への適応は、転換のきかない過適応、超正常である。テレンバッハの表現によれば、彼らは「穴を深く掘りすぎて穴から出ることができない」のである。果たして、職場の転換、昇進がうつ病の引き金をひくこととなる。

このように、うつ病者にとっての危機的状況は、飛躍や転換を要求されるような事態、すなわち彼が一体化している職場空間から放り出されるときである。彼らは家族的期待を荷なう者として昇進を待ちのぞむが、同時に昇進は彼の生存を脅やかす悲しむべき事態である。この自己矛盾性が、昇進という事態によって彼のおちいる窮地の構造である。

一方で職業倫理が空洞化し、他方で経営体の構造が流動化しつつある現代は、彼らにとって危機の連続ともいえよう。しかし、ウェーバーによれば、資本主義精神の成立自体が「純粋に宗教的な熱狂がすでに頂上をとおりすぎ、神の国を求める激情がしだいに冷静な職業道徳にまで解体しはじめ、宗教的根基が徐々に生命を失って功利的現世主義がこれに代わるようになったとき」である。

つまり執着性気質的職業倫理は初めから過渡期の刻印を帯びている。それは良心の源泉としての「父なる神」が死滅してゆく中間段階に特有なものであるかもしれない。ドイツや日本においては、国家に主導された資本主義という半後進性がこれを今日まで温存したのではなかろうか。しかし欧米においても、わが国においても伝統志向性が弱まり「父親なき社会」(ミッチャーリヒ)が成立しつつある今、執着性格者がその中でいかに生きうるかということも大きな問題であるが、それ以上に、伝統志向的・父親志向的といわれる執着性気質者の存在そのものが如何なる運命を辿るかに注目したい。[補注17]

注

本稿は井上英二教授の編集する「未来研究」〝精神公害〟特集(一九七一年三月)の一部である。高度成長の終焉の二年前であるが、その予感はすでにあった。この小文は「執着気質の歴史的背景」(一九七五年)、「分裂《ママ》病と人類」(一九七六年)、改稿『分裂《ママ》病と人類』(一九八二年)の系列の出発点で、のちに述べることの萌芽は出揃っている。その後私が展開を怠った定式も少なくない。

補注

（補注1）　高度成長の前半と後半とでは、中間管理職の意識が微妙に変貌したようである。それは、大戦下に青年軍人、軍学校生徒であった人々と小中学生であった人たちとの世代差によることもあるだろう。後者においては、戦争体験は悪夢のような非現実性と受動性が優越しており、コミットメントについての苦悩は、ふつう、ない。つまり骨を噛むような〝後悔〟という要素はない。

　私自身、小学生の一員として、労働の「初体験」が索漠たるものであったことを今も鮮やかに思い出す。それは松根油採取であり、そして晴天の多かった昭和二十年夏、乾ききった水田へ自宅から土瓶を持参して枯れようとする稲の根もとに注水してまわる「土瓶灌漑」だった。そういう名が当時あった。甲斐ない努力であったが、太宰治の言うような「甲斐なき努力の美しさ」とは無縁なものであった。

　私はその後も外からはそう怠惰とみられなかったようだが、労働は生活のために止むなくするものであるという感じがつきまとい、戦後の混乱期に強化された。私には管理された整然たる近代的職場より、たとえば東南アジアの物売りのほうに働くものとしての親近感がある。

　ジャカルタの日本系ホテルのティー・コーナーにみかけた二宮尊徳の少年像にはほとんど嘔吐をもよおした（私は二宮自身の哲学には敬意を抱いているが、それは再建の戦略家であり、技術者としてであり、さらに、彼の醒めた眼にである）。受動的、画一的な労働をも私は甘受するが、神聖だとも、よいものとすら思わない。

私たちの世代には国際人もそうでない者もいるが、国際性もどこか無理して獲得したものである。兵員輸送船を改造したプレジデント・クラスの三等船室での渡米であり、日本人のいない州都の大学での日々をとおして獲得したものである。われわれは今日、第一回バンドン会議に第三世界の一員として高碕達之助を送った日本、おくれて〝GNP〟がポルトガルだかギリシャだか、ついにヨーロッパの一国を抜いたと通産省が誇らしく発表した日本を忘れている。それは「ほんの昨日」なのであるが。次の世代は日本の貧しかった歳月の世代ほど「日本対西欧」あるいは「近代的自我」を問題としないのではあるまいか。

(補注2) 低成長期にはとくにそうである印象がある。高度成長期においては不業績はサラリーマン個々人の無能であるという自責他責の傾向がつよかった。彼らは逃れられない人々だった。

(補注3) この論文で私の強調している点である。

(補注4) ヴァレリー『テスト氏との一夜』にはじまる「テスト氏もの」の主人公である。もっともテスト氏はもはや芸術からも超脱して抽象的な(あるいは殺風景な)生活に生きる株式取引人である。ヴァレリーの影響は第二次大戦下の日本知識人にかなり強力だった。神がかりや絶叫調の中で、筑摩書房版の未完の第一次全集や菱山修三氏の訳業は今日では想像に余る光を放っていた。

(補注5) 今日のカフカ研究では、その後の労働福祉政策を先取りした献策や試行を行っていたらしい。訂正しておく。しかし、先取り型であるところに新しい興味がある。統合失調症親和者の一特性と考えられるからである。

（補注6）　こういう人はよくみればけっこう多い。

（補注7）　攻撃衝動が特に「量が多い」わけではない。誰もそういうものなど測れはしない。むしろ攻撃衝動を火山にコンクリートでフタをするような無理な抑え込み方をしているといおうか。

（補注8a）　私はすでに初期の焼畑農耕民も「会計の社会」であるといいたい。「貯蔵」とともに会計は始まる。むしろ「ハレ」の時が「混沌」に「ケ」の時が「会計」にあたるだろう。両方を含むということだ。「ハレ」を全く追放しようとした社会はピュリタニズムあるいはサヴォナローラのフィレンツェだが、もはや「会計の社会」といいがたく、むしろ裏返しの「ハレ」であろう。

一方、狩猟採集民が特に「混沌の社会」に生きているわけではなく、この二分法はヨーロッパの才人カイヨワの才気にまかせての「遊び」という面がありそうだ。

（補注8b）　日本文化における労働の特質として「執着性気質」を挙げることは、すでに下田の論文にあり、現在、半ば定説化している。しかし私は、十八世紀末、天明期以後の労働特性で、比較的浅層のものと考えている。それ以前に「気ばたらき」的なものを美質とする層がある。もっとも底辺に近いものは、職人的器用ではなかろうか。日本人が労働から疎外された時行うのは、おどろくべき器用仕事である。たとえば、多くの捕虜収容所の記録、最近（一九八二年）のものでは荒木進『ビルマ敗戦行記――一兵士の回想』（岩波新書、一九八二年）を参照のこと。

（補注9）　木村敏によれば「メランコリー型」はドイツにおいては端的にダメな人だそうであ

る。

（補注10）「熱中性」のみは下田の「執着性気質」のみの持つところで両者の主な相違点でもある。

（補注11）おなじドイツ語圏のスイス、オーストリアでも。

（補注12）躁病は多いようだが、ほんとうにうつ病が少ないのかどうかよくわからない。これらの地域では精神科医のほとんどいないにひとしいところもあり、文化的にうつ病が認められにくいところもあると思う。

（補注13）これはたしかに認められる。もっとも東京、名古屋、神戸と筆者の三任地を比べれば、神戸における躁病の多さは目立っている。同時に躁状態に対する周囲の寛容性、治療側の認容度も。しかも同一期間における名古屋と神戸の大学病院の抗躁剤の使用量は一桁は違いそうである。しかし、やはり神戸（あるいはひろく関西？）においてもうつ病のほうが絶対数は多い。

（補注14）ウェーバーの伝記としては夫人マリアンネによるものを参照し、のちにミッツマンの『鉄の檻』を読んだ。

（補注15）父親に対する「家族裁判」を主宰し、その直後父親の家出と死を迎えて、ウェーバーは約四年間「ただ息をしているだけ」という重篤なうつ状態に陥るが、その前と後ではいささか文体に変化がありそうである。回復後のほうがより断定的といおうか。この変化の方向はうつ病相をエランベルジェのいう「創造の病い」とみなすことをゆるすものだろう。つまり、性格の相対的外向化、断言性、一つの流派なり思想の創始と宣布活動。

（補注16）「一隅を照らせ」はたしか最澄の言である。これは天台宗の教化活動において説かれるところだが、社会の目立たぬ部分をしっかり守れという意味に一般に解されているけれども、そういう意味で元来はなかったという説もあるらしい。

（補注17）補注は執筆（一九七〇年末）の十二年後の一九八二年夏に記した。

文庫版付記

大阪万博（一九七〇年）の時代は未来をバラ色に描く「未来学」が盛んであった。その「未来学」の雑誌の中では『未来研究』はいささか異色であった。

「熟年」ということばについてのひとりごと

1

熟年とは聞き馴れぬことばであるが、四十五歳から六十五歳あたりを指すそうである。とすればどうなるか。サラリーマンの定年五十五歳をはさんで前後十年ということになる。前半は、サラリーマンで言えば、自分の先が見えたという年齢になる。この頃、窓際族ということばがあまり言われなくなったのは、そういう人たちがうまく処理されて消えてしまったのか、それとも定着したのか、よくわからないが、十人のうち九人以上は経営者になれないのが現実だから、前の十年を窓際族的な気持で送る人も少なくないだろう。

他方、後半の十年は、定年が延長される傾向にあるとはいえ、五十五歳以後は再雇傭の形で収入が減るのがふつうである。年金が支給されるのは六十五歳から（当時）であるから、かりに年金の額が老夫婦の二人を支えるほどであるとしても、それまでの何年かの裂け目を何とか泳ぎ渡らなければならない。

もとより人の職業も、運命も区々であるから一概には言えない。在来型の生き方だと人生の後半に重点がある医者の場合は、開業してまもなくの時から始まる働き盛りの二十年だろう。政治家となると、四十五歳は駆け出しであり、まだ修業時代の二十年ということになるかもしれない。文科系の学者も収穫期だろう。昔なら農漁村ではぼつぼつ中堅から長老扱いされたかもしれないが、いまはもっと老人政治的になっているから、まだ小僧っ子扱いされているかもしれない。

逆に相撲ならば年寄もいいところだ。野球選手も引退しているか監督になっている。肉体労働者は体力の衰えをコツでカバーしなければなるまい。大企業の熟練労働者ならば職長あるいはそれ以上になっているだろうから、その点は大分楽だろう。その代わりに人事に頭を痛めているかもしれない。理科系の学者はもう自分の主な仕事は終えているはずだ。その成果か声価の上に立ってプロデューサーかフィクサー役をしているかもしれないし、教育者という自己規定で再出発している人もいるだろう。

病気なり何なりで人生の前半が出おくれたか、もっと挫折に近かった人は、晩年の運にめぐまれる場合もあるかもしれないが、このまま、次第にいっそう生きにくくなる人生を送らねばならぬという暗い予感を抱いて生きていく年々であるかもしれない。

家庭の主婦にとっては、子育てが一段落する年齢であるかもしれないが、学業、職業選択、配偶者選択をめぐって家庭内問題が尖鋭化する時期であるかもしれない。自分や夫の老いた両親を世話することに費やされる歳月かもしれない。自分の、あるいは夫の、あまり成功しなかったきょうだいの面倒を見なければならない年々となる人もいるだろう。

結婚せずに来た女性の多くは、そのままの生活をつづけると心に決めているだろう。老い先を割り切って老人ホームで過ごすとしても貯金が必要だと考えはじめることにはじまって、ホームに入る年に終わるかもしれない。ひとり暮しを選ぶかもしれないが、どちらが孤独だろうか。

不幸にして配偶者を亡くした人には微妙な年齢である。前半だと、感傷的な理由からの、後半だと現実的な、遺産分けのための再婚反対が子どもたちからある。

2

生理的にみても現実はきびしい。

人間ドックの有病率は四十歳を過ぎた頃から急に上がる。無病息災で、かなり無理をしても一夜の睡眠が健康を取り戻してくれるのは三十代までである。有病率の急速な立ち上がりにはじまって、労働能力の喪失に終わるのが、熟年という期間である。六十五歳を過ぎると急に労働力が衰えるのがふつうである。長年の熟練によって可能であっても、傍からみるといく分痛々しく見えるのが、六十五歳以後である。

知的にはどうだろう。社会的には知力を発揮できる年齢とみられている。しかし、それは経験の積み重ねによるもので、決断などに真価が現われるものだ。それも、あまりうぬぼれてはいけないらしくて、四十五歳以後の年齢の前半に決断をうたわれた人も後半はひそかに部下たちがカバーしているのを本人が知らないだけということが少なくない。

冷厳な事実は、四十歳を過ぎるころから、人名や電話番号が覚えにくくなることだ。新しい外国語をマスターするのが困難になる。そして使わないとすぐ忘れる。五十歳はロールシャッハ・テストがはっきり貧困となる節目である。想像力あるいは創造力の老いの兆候である。むろん、それまでに築き上げた資産がものを言う。持ち味をよろこばれて百歳まで現役の芸術家もありうるわけだ。しかし、科学史の教えるところによれば、五十代以後の仕事で真に新しい局面を開いたものはほとんどなく、それどころか、以前のすぐれた仕事を辱めるものが多いということである。もっとも同時代人にはわからない。権威の後光をまとうからである。それに頑固になる。後世になってバレるのだ。科学史家クーンは、「科学の進歩は科学者の死滅によってもたらされた。なぜなら、新しい学説に接して改宗した人は（一家をなしてからは）皆無だからである」と言っている。K教授がドイツ精神病理学者の論文集を一人一点という基準で編まれた時、すべてが四十歳プラスマイナス二、三歳の時に刊行されたことを知って一驚されたという。その人の名とともに記憶されるべき仕事は、もう、われわれの問題にしている四十五歳から六十五歳の間にはなしえなくなっているのである。

日本の実業の世界は、チームワークであるから、こういうことは対岸の火災視できると思われる向きもあるだろう。しかし個人の能力で勝負する欧米の実業界のリーダーはしばしば四十五歳よりも若い。いや、わが国でも自分一人の努力が大きくものを言う中小企業では少し違う。活躍のピークは同じく四十五歳より若いようだ。商店街のボスたちがおそろしく老人政治であるのと、それは全く別である。中小企業の多い名古屋市で六年を過ごした私は、隣人に、四十歳までにローンなしで家と車を買えない人はこの街では人生の失敗者とみなされると聞かされて茫然とした。私は隣りの借家に入居したところだったからである。

日本の急速な復興も、追放によって指導層が若返ったからではなかったか。四十代の社長、三十代の教授が珍しくない一時代があった。

まだ体力を自慢する人は多そうであるが、わざわざ自慢するということは、もはや「言うまでもないこと」ではなくなっているわけだ。ジョギングで生命をおとした友人の記憶はなお新しい。体力の低下をいかにゆるやかにするかのほうが問題となる。健康食や健康法ににわかに関心が集まるのもこの年齢である。

この年齢のある時、人はさとる。もはや、異性の眼差しの外に出ている自分を。中国の古詩ではないが、ある朝、鏡に映る老いを告知するおのが姿に愕然とする。あるいは後姿に。それは思春期において二次性徴の現われに愕然としたのと似てはいるが、こちらは出口なのだ。閉経の時期も、最近伸びてはいるが、われわれの問題にしている年齢のうちに終わるだろう。男性の機能もしずかに消え失せてゆく。

いささかわびしい図ではある。しかし、例外的に強壮でもなく、また、悟りを開いていない、九割五分の人にとっては当たらずとも遠からずの像ではあるまいか。

3

しかし、その図は永遠の「熟年」の像だろうか。たしかにその部分もあるかもしれない。しかし、今、ほんとうに「熟年」という、少し聞こえのよいことばで指そうとしているのは、「一九八〇年初期に四十五歳から六十五歳までの人」のことではなかろうか。一九九〇年の同年齢者は同じような問題となるだろうか。いや、ひょっとすると「熟年」などという言葉もなくなっているかもしれない。

ではなぜ今問題なのか。正確なところ私はしらない。私が聞いたのは、二十年前、青少年と老人がピークだった自殺率が、今は四、五十歳台をピークとするように変わっているらしいことだ。これはどういうことだろう。われわれの年代、とくに前半は精神衛生が悪いらしい。

今、四十五歳から六十五歳の人というと、一九一七年から一九三七年に生まれた人のことである。一九一七年に生まれた男性は一九三七年に兵役年齢に達している。そして一九三七年は日中戦争のはじまった年である。敗戦の年には二十八歳から八歳までとなる。六〇年安保には四十三歳から二十三歳までである。高度成長はその少し前に始まっているから、四十歳から二十歳までということになるだろう。

二十歳の差は大きい。一九三七年には、兵士と赤児である。敗戦の年、軍人ならば佐官になっている人もいただろう人たちと片や小学二、三年生である。しかし、高度成長開始の年になると、二十歳から四十歳は、とても同一世代と言えない幅であるとはいえ、この両端の間にある人々が、実質的労働を荷なっていた。経済成長の「おみこし」の上に乗って采配をふるいはしなかったが、「おみこし」をしっかりとかついだ人たちである。

この人々は敗戦後、アメリカ占領軍による公職追放を経験した人たちの次に控えていた人々だ。一部の青年将校しか追放にならなかったし、間もなく解除された。戦後再建の音頭取りになったのは、追放をまぬがれた「三等重役」たち、上の人たちが追放されてにわかに青天井がひらけた当時四十〜五十代の人である。今の財界の大物は当然そんなことばで諷刺されたのである(源氏鶏太の造語)。

戦争経験は人によって区々なものである。年長の人たちは戦争に参加しているが、苛烈な体験をしたにせよ、非戦闘地域でささやかな特権を味わったにせよ、戦争指導の地位にいた人はいない。「少壮参謀」ももう少し年長である(逆に一兵卒ならば第一線部隊の中核だったろう。三十をすぎれば古参、四十をすぎれば老兵だからである)。中ごろの年齢の人は、勤労動員を経験している。その代わり失業の多かった昭和初期を知らない。軍国少年が少なくなかっただろう。敗戦でもっとも動揺した人たちだろう。若い層は、戦時下に育ち、物資の豊かだった戦前を知らないどころか最も若い人たちは、戦勝の時期を知らず、戦争とは、敵機に追われて逃げ廻ったことだという人も少なくない。引き揚げの体験が辛いのもこの辺の年齢である。疎開世代が最も若い四、五年にある。

いずれにせよ、戦争を経験しても、年代的に戦争指導者に（追随はしても）同一化できなかった世代である。むろん人間の反応は区々であるから右から左まで一通りいるわけだが、為政者から、どうもこの辺りの年齢層が舞台から退いてくれないと日本の再軍備にどうしても雑音が入る、という歎きが聞こえてくる。たしかに、六十歳前後の人の反戦の投書が新聞にしばしば載るし、自民党の現憲法支持議員はこの年齢層（政治家としては若手）である。東京について言えば、六〇年安保の時、議会を取り巻いた大群衆の大部分はこの年齢だったであろう。幾分問題の年齢層なのである。そして、昭和四十八年、高度成長の終焉の時、彼らは三十六歳から五十六歳だった。そして、彼らの、とくに若い層は、老人社会のピークをなすと予定されている世代である。この脅やかしの下で、ある人々は、年金を多分支払われないだろうとあきらめ、あまり長生きするのも考えものだと思いはじめている。彼らこそ、もっとも長期間、年金を払いつづけ、それが当面ストックされて大蔵省資金運用部を通って経済成長を支えたにもかかわらず。

この年齢層は、わが国ではじめて恋愛結婚が是とされた世代であるが、婚前交渉を抑制する強い力がなお働いていた時代に青春を送った。マイホーム主義者であったが、これは一種の消極的な戦争反対（ドイツの「オーネ・ミッヒ」――ぼくぬきでやっとくれ――運動に相当しようか）と、占領下から一九七〇年までの半鎖国状態の反映でもある。身辺に死者が多かったための生のいとしさもあるだろう。戦死もあったが、万事乏しかった時代の病死も多かった。ヒドラジッドが導入されて結核が「宣告される病気」でなくなったのは一九五二年、もっとも若い人で十五歳、最年長が三十五歳の時である。さらに、若い層は、身長が明治以来のあるべき伸びから数センチ低い。平均寿命の伸びもない。実際、私のクラス名簿の死者は十年上の学年よりも多い。

しかし、私のみたところ、この「熟年層」が強烈な被害者意識を持っているように思えない。後半の人たちは、戦後民主主義の強烈な出発をもっとも印象にとどめている世代であり、前半も一度は「御民われ生けるしるしあり」と思ったかもしれないが、多くははげしい動揺ののちに戦後の肯定に至っている。自分より前の世代はもっと大変だったろうという思いもあり、後の世代に生まれてもいろいろと大変だろうという気がしている。受験地獄を経験していない最後の人たちであり、同時にコンピューターが分かる人が例外的である最終世代だろう。この世代が、先行する世代に比べてすぐれたものを生んでいないとされるかも知れないこと、次の世代に比べて外国人との交際体験が少ないらしいことは事実だろう。そして、何かの集りの時、色つやのよく朗らかな先行世代（そうでない人たちが淘汰された残りかもしれないが）に比べると、顔色のよくない、体格もむしろ劣り、風格というかカリスマに乏しいのがこの世代の特徴に見える。

しかし、ふり返ってみると、この年代の人たちは一身にして二生を生きた人々と言える人たちだ。一九五〇年までの民具は、応仁の乱以後あまり変わっていない。私でも室町末期の農家に突然放り込まれても、そこにある道具の使い方は九割までわかるはずである。井戸の水くみも米つきも、すぐにできる。一部の西欧化された家族（戦前では数パーセント）以外に育った人間はそうだろうと思う。しかし、この年代以後十年間たつと、もはや、このことはあてはまらない。結局、今や、この年代は、自分の予想していたのとは全く異なる、いわば予定外に満ちた世界に住んでいる。車を持つことも何もかも。今の世界に寄寓しながらその中で働いているという感じかもしれない。もう一つ上の世代は、さらに落差が大きいかも知れないが、その中で働くということよりも、全く寄寓するか、その上に乗って行くという感じであろうか。

老年層の比率が増大しつつあるといわれ、この年代の人たちは脅威を感じている。ちょうどそのピークに当たる時に老人になっているはずだからである。

人口問題は、計算可能であるので、対策可能であり、乗り換え可能であるが、人類社会のつねとして、ピークの部分は切り捨てて進むのが常である。その脅かしはすでに年金論にもある。しかし、その前の年代の人たちが、多数の戦死者を出し、後の年代の人たちは見通しもきかない二十一世紀に生きねばならないことを思えば、まだしも幸運な世代であったと観念すべきであろうか。

どうも非常に悲観的に見える叙述になったが、指定された年代の一員であるから私にはこう見えるのであろう。

(「心の健康」三七号、兵庫県精神衛生協会、一九八二年)

*本稿も与えられた題への答案である。

伝統と病気——精神科領域から

ある社会文化の伝統には、それが生きている間は、その社会文化の成員は空気のように呼吸してわざわざ意識などしない。〝伝統芸能〟というように意識される時は、すでに自己更新の契機を失って形骸化しつつある時である。

したがってわれわれは、伝統と病気、あるいは伝統と何々とについて論じる時、形骸化しつつある部分との関係を念頭に置きやすい。自戒すべきことであろう。

もう一つ、伝統の構成部分は、その全体を待ってはじめて理解しうるような整合性をもって伝統を構成しているが、そのことはなかなか見えてこないものである。

他国へ行って、あるいは他国人に指摘されてはじめて、はっと気付くことがあるのも自然なことで、それは、ゲーテが、外国語を全然知らない者は自国語をも知らない者だ、と言ったのと似た事情にある。

卑近な例を挙げよう。私は昨夏、国際精神衛生学会のためにカナダのバンクーバーに行った。講演を聞く以上に大事なことは、ロビーで世界各地から来た人たちと雑談することであるのは、国内の学会と変わらない。たまたま、私は対岸バンクーバー島ナナイモ市（人口二万）の精神衛生センターから来た医師と話し合う機会があった。

彼の話によれば、というより彼の話を私が聞き取り得たのが正解であれば、といった方がいいだろう。彼はイタリアから七年前に移住してきた医師で、これは一九六六年以降のカナダの技術移民歓迎対策に対応（補注1）してのことだと思うが、英語はまだ非常に達者というほどでなかったし、私の方はそれに輪をかけてひどいものだった。結局、勘どころはイタリア語を交えての話となったが、私のイタリア語は片言程度、——しかし、たまたまサリヴァンの翻訳のためにその唯一の外国語訳であるイタリア訳を読んだところだったので専門語が多少頭に残っていたし、何よりもまず、こういう場合、片言でもその人の母国語を知っていること自体が、話相手の胸襟を開かせる。

とにかく、私の聞き取りが少しでも正確さがあってという、はなはだ覚束ない前提の上での話だが、彼によれば「この市の精神衛生センターには医師一名、パラメディカル・スタッフ三名、ポリスマン二名がいる」とのことだった。彼は「所長ではない」とのことなので、「所長は行政職の人だろうか、とにかく、人口二万の市にこれだけのセンターがあるとは相当なものだ、パリなどに倣って精神衛生センターのネットワークがカナダ全土といわずとも、この周辺に作られているのだろうか」と私はまず思った。「何か活動報告書みたいなものを貰えるのだろうか」「いや、それはまだない、できたら送るよ」。私はカナダ政府の公衆衛生白書がようやく一九七二年からぽつぽつ刊行されはじめていることを思って、それは不思議でないのかもしれないと考えた。

しかし「待てよ」と私は思った。「ポリスマンだって?」「うん」。私は、なるほど銃器所持の大幅に自由な国ではそういうことになるのかな、しかし日本では世論からも制度上も考えられない事態だな、とひとり合点して話をすすめた。話が大分進んで「対象は大部分がアルコール中毒と少年非行だ」と彼はいった。「統合失調症は?」——「それはバンクーバーに精神病院がある」。私は、ブリティッシュ・コロンビア大学のデイ・ケア・センターでも統合失調症は対象にしないといわれたのを思い合わせて、わが国の精神衛生センターやリハビリセンターの類はなかなかやっているな、と思った。少なくとも、頭から統合失調症を排除していないからである。それから、あっ、と思った。これはわが国の交番、すくなくとも山谷やあいりん地区の大型交番の機能を併せ持ってやしないか、と。

帰国したら、ベイリーの『日本の警察』の邦訳が待っていた。実際交番活動に参加した、この、元来インドを対象にしていた社会学者は、交番制度が日本独特のもので、日本の交番活動の四割は、他国の警察が対象にしないもの、たとえば酔っ払いの話を辛抱づよく聞いたり、夫婦げんかの仲裁をしたり、非行に近い少年の身上相談や支持などに宛てられている、と指摘し、ひどく驚いている。今度は私の驚く番で、われわれは何となく、警察はそういうことをするものだ、と思っている。そういう〝伝統〟を空気のように呼吸してきたのだ。諸外国の警察がほとんどパトロール活動に頼っていることの方がわれわれを驚かせる。これは事実のようで、フランスやドイツの警察署に「日曜は休み。平日は（たとえば）午前八時から午後五時半まで。あとは〇〇〇〇番へ電話のこと」という札が下がっているのをひどく奇異に感じたものだった。

人口二万に一つの精神衛生センターは、この事実と関係があるだろう。わが国の交番は――交番がその機能を果たしていることの是非はさて措き――現実に精神衛生活動（と多くの国で観念されているもの）を行っている。これはおそらく江戸時代以来の伝統によるものだろう。警察史にもとより詳しくない私は、フランスに範をとって日本の警察制度ができたからにはナポレオン三世の治下には交番のようなものがあったのだろうと漠然と思っていた。あるいはそうかも知れないが、酔っ払いなどと交番との関係は、明らかに日本独自のもののようだ。ある国では午後十二時を期して路上にある酩酊者を一斉に収檻するらしい。これはきわめて警察本来的な対応で、わが国とは違っている。どちらがよいとはいえない。それこそ文化の差で、夫婦げんかの仲裁を警察にたのむことは、まずアメリカではありえないだろう。ベイリーによれば、警察が子どもの盗みなどの具体的な非行を指摘しても母親はわが家のプライバシーに立ち入るなと門前払いを食わせることが少なくない、という。むろん伝統は変わりうるが、今日なお、革新主義者も、わが国ではわが子の政治行動は別として、盗癖ならば、警察にそのような対応をおそらくはしない人が多いだろうと私は憶測する。

この話を日本でするると、ある人はいった。「日本の交番はなるほどカナダからみると精神衛生活動をやっているということになるでしょうが、日本の保健所は認可行政が大半で、警察的ですな」。なるほど、厚生省はたしか昭和十三年に内務省から独立している。予防医学は富国強兵策と結びついて、伝染病の他は結核、性病が主だったたし、おそらくその時大幅に認可行政を引き継いだのだろう。私のインターンの時の、医学生の保健所実習にかなり力を入れているところでの経験を思い合わせた。そして医師が絶望的に不足している保健所の現状をも。一方カナダの「公衆衛生白書《パブリック・ヘルス》」三巻は、机上プランがまだまだ多いけれど、その公衆衛生センターの方向ははっきり地域医療の有機的編成をめざしている。わが国ならば、公立病院がするようなことも——。

私は、ゆくりなくも、その学会でのカーター大統領夫人の挑戦的な演説を思い出した。「精神的に問題を感じた人の七割は皆さんのところへ行かない。私は一人の精神衛生ボランティアとしていっている。皆さんのところへ行けば、レッテルを貼られ、おとしめられるだけだと思っている。いつわりのへりくだりの態度も彼らをきずつける……」といった要旨の——。そういえば、あのイタリア系の医師は「カーター夫人の話をどう思う、オレ大体当たっていると思うよ」と話しかけてきたのだった。彼の日常活動はどのようなもので、彼はその中で何を感じていたのだろうか。「こんな、IQだけで生徒を評価する国ではいろいろの問題が起こっても当然だよ。わがイタリアではね……」。彼のお国自慢は多少首をかしげさせたが、私の方がイタリア文化への偏見あるいは社会通念のとりこになっているのかもしれない。

「さし当り日本には人口二万に一つの精神衛生センターは要らないだろう。しかし、交番活動を好まない警官が日本でも増えてきているとベイリーの調査にもある。机上のプランに終わらないどういう形が考えられるのだろうか」――私にはそれは見えてこなかったが、カーター夫人の演説もさることながら、とくにヨーロッパからの戦後の移民には「精神衛生」ということばがすでに予防拘禁から『夜と霧』に至るものとして目に映るようだった。精神衛生は社会の精神的粛清につながるものであってはよくないだろう、ということだけは確かのようであった。

話は私の直接知らない国に移る。タイ、ビルマなど南伝《テラワーダ》仏教の国々における一時僧制度である。これらの国々では、生涯に一度は僧となり、きびしい戒律の下に日々を送ることが社会制度化されている。最近、文化人類学者の青木保氏が実際にその生活を送られた。くわしくは氏の『タイの僧院にて』を見られたいが、これがいかに制度化されているかは、公務員が僧になるといえばいつでもタイでは百日の、ビルマでは時に三年に及ぶらしい有給休暇を与えられる一事をみても明らかだろう。わが国でも引退の後に西国八十八ヵ所廻りを夢みつつ勤勉に活動している実業家や高級公務員が少なくないらしいのは私の狭い見聞でもいえそうだが、突然発心してこの理由で有給休暇をとるという制度はとうてい考えられないだろう。僧であることが、公務員であるより社会に高い貢献であるとはっきり観念されていることが前提でなければならないが、それは自明であるらしく、一時僧になった瞬間から、いかなる高位の俗人からも頂礼される存在となる。

　戒律のきびしさは、わが禅堂のそれとは異なる。女犯からはじまって「自分が達していない境地に達していると吹聴すること」という意味深長な戒律（これはわれわれ精神科医にも望ましい戒律であろう）に至る釈尊の定めた戒律を守る日常である。青木氏の叙述をみると、永久僧たちは治療者であり、一時僧は――患者とはいえないが――人生の一つの節《ふし》を通過しつつある〝患者等価者〟のようにも見えてくる。実際、成人への通過儀礼として入ってくる者の他に、大学生《ステューデント》アパシーと思われる青年や、軍事政権下に職が重荷になった前科学技術庁長官や、中年の地方警察署長などが一時僧となっている。かつて精神病院に入院していた僧もいて、その病院に同輩らを引きつれて訪問し、院長以下から大いに喜捨を受け頂礼されてくる。

　彼らはあまり内面を語り合わないが、すぐれた永久僧は彼らの〝魂の状態〟を直覚的に把握しているようだ。私には、この制度はかなり有効に機能しているように思われる。江戸時代の駆け込み寺やヨーロッパ中世の修道院に通じる機能のようであるが、永久に現世を捨てて自らを葬るのではない。患者になるのではなく、頂礼される存在になり、しかもわが禅寺のような、かなり厳しい作務《さむ》と精神的緊張を必要としない。逆に俗事一切を弁じる〝デク〟という侍者が与えられる。そして、どうも社会のさまざまな職業や階層の人との得難い接触は一時僧になってはじめて得られるようだ（わが国の〝入院〟にもその機能は多少あるようだし、昔の〝旅〟、今の〝団体旅行〟にもこの機能が認められようが）。

わが国に、この制度があればある種の青年患者や中年のうつ病者などは随分たすかると思うし、ほとんど予防的に働くかも知れないと夢想したいところである。しかし、それが不可能なのは、わが国が南伝（小乗）仏教国となることの不可能さにひとしいだろう。

この制度こそ、過去の遺産であり、形骸化しつつあるものでないかという反論がありえよう。しかし、東南アジア史をひもとけば、事態はまさに逆のようである。西欧資本主義経済文化は他の文化をみずからに強制加入させるという例外的な特色を持っているが、まさにこのような「西欧の挑戦」に対して、一箇の多民族国家として対応すべく、仏教中心の社会統合が制度化されて行ったのがタイ近代史の実態であるようだ。アジアで日本の外にほとんど唯一の独立を全うした国タイにはそれだけのしたたかさがある。アフリカではぼ対応する位置にあったエチオピア(補注2)が主にスウェーデンを介し、タイは少なくとも一時期デンマークを介して西欧文化摂取を行ったのはその巧妙な政策の一例であろう。これら北欧の小国に〝植民地化〟される確率はたしかに少ないだろう。

ひるがえって考えれば、江戸時代のオランダを窓口とする政策もその含みがあったかもしれない（それだけの単純なものではないようだが）。あるいは大岡越前守をはじめとする江戸官僚による流通制度、警察制度、その他の整備も、「西欧の挑戦」と全然無関係ではないかもしれない。


伝統と近代化の過程を対立物として捉える観方が一般的であるけれども、近代化の過程をも一つの伝統と見ることは十分可能であるし、おそらく誤っていないだろう。カトリックの史家ドーソンのように〝進歩の宗教〟とまでいわずとも、である。人類が進歩しつつあるという教説は、他のさまざまの文明にはない、近代西欧文明に特有のものであるらしい。それに強制加入させられたわが国では〝発展《デヴロップメント》〟を〝生存可能性《サーヴァイヴァル》の増大〟よりも優位に置くという極端な形をとっている。これは、政治的選択肢が少ないという、多少とも加入を強制された文化特有の事情があるとはいえ、短期的には成功を、しかし長期的にはつまずきを約束する〝伝統〟であるように思われるが、この百年のわが国政治経済史は、この〝伝統〟を考えてはじめて理解しうる部分が少なくないように思う。

この〝伝統〟が、病気にどのような形を与え、あるいはどのような対応をなしうるかが、われわれの重要な問題であるが、たとえば先行する江戸時代とのこの点での比較は一見できそうにみえて至難である。ヨーロッパでも、たとえば、統合失調症はこの二世紀間にはじめて登場したのではなかろうかとの憶説があり、極端に単純な考えでは、種痘の普及と時を同じうするため、痘苗に混在していたウイルスによるのではないか、とさえいう者がいる。これはにわかに首肯しがたいが、症状レベルでいう限り、あるいは近代出現説も成立するかもしれない。被害妄想や追跡妄想はこの一世紀かそこら、多くその時代最新の機械装置と結びついて展開してきたが、これは統合失調症者の未来先取的な構えと、かすかな兆候をかえってそれ故に重大視する兆候的世界把握と関連した事態と思われる。しかし〝進歩の伝統〟以前においてはそれはありえなかったろう。ところで私の臨床ひとつではヨシの髄から天井をのぞく類であろうが、この種の機器と結びつける妄想がここ数年減少してきたと感じられる。(補注3)それが〝進歩の伝統〟の終焉を意味するものかどうかは、まだとうていいうことはできないだろうが、何かの変化が予感される。

ヨーロッパ中世では統合失調症は問題にならずヒステリーが氾濫していた、とはヤスパースの古典的な指摘だが、統合失調症は果たしてどの文化社会にも一定の比率で発生する普遍症候群なのか、近代社会と文化変容を受けつつある社会とに特徴的なのか、というきわめて重要な問題は今後のこの病いの命運を推し測るためにもぜひ回答を出したいところだが、まだ、どの研究者も確実な鍵を握っていないのが現状である。

(「からだの科学」一八〇号、日本評論社、一九七八年)

補注

（補注1）　この政策は一九七八―七九年ごろ打ち切られたという。

（補注2）　この記述の直後エチオピアについては事情が激変した。スウェーデン人の重用については ジョン・ガンサー『アフリカの内幕』による。

（補注3）　オカルト的なものに結びついた妄想が目につく。悪魔憑きも日本に出現した（一九八四年）。

妄想患者とのつき合いと折り合い(注1)

——してはいけないらしいことと許されるだろうことと

われいまだ妄想を知らず、いわんや妄想患者の精神療法をや、というのが、いちばん正直なところかもしれない。

私の思考の中で、妄想はいつも焦点に据えられたことがなかった。妄想はどうも私にとって思考の中心にやってくることを拒むようだった（本稿はしたがって苛酷な課題論文である）。私は患者の話を聞いてはきた。時には耳を傾けて聞いたこともないではない。けれども、私は患者の妄想を聞いたのではなかった。患者の語るところをあるいは沈黙を聞いたにすぎないのである。

また、あえていえば、私はみごとな妄想論にも出会ったことがなかったといってよいかもしれない。立派な妄想論、風格のある妄想論はあるだろうと思う。しかし、精神科医としての私の心を打つ、あるいは心おどらされる妄想論に出会ったことはどうやらなかったようである。これは不遜の言でなく、むろん不勉強のゆえの言であるが。

私が精神科医になったはじめ、同僚が「これは途方もない妄想だ」とか「奇想天外だ」

というのを耳にして内心不思議に思ったことがある。私には、妄想の内容はひどく俗的なものに思えた。「自分は天皇である」とか「高貴な方の落し胤である」とかは私には俗人的欲望に感じられた。そのようなことを特に私は考えたことはなかったが、私も「考えうる」ことであり、考えうること、すなわち可能性は思考としては一つの現実である。数学において可能なものがそのまま数学的現実であるように。むろん、私はふつうの意味での天皇とは何であるかを知っている（つもりでいる）。そして、ふつうの意味では天皇でないのに、天皇であることを主張している人も知らないではない。しかし、私を不思議に思わせたのは、何故、彼がそれを人に語ってやまないかであった。聞き手が否定するのがわかっていても、である。そして一般に相手が思っていることを否定すれば、押問答になるか、もの別れになるか、どちらかに決まっている。何故、彼らはその秘密を黙っていないのだろう？　私の心の中には当時、踊り子が一瞬ならばほとんど信じられないような姿態も含めていかなる姿態もとるように、人間の思考も一瞬ならばどのようなことも思念しうるという考えがあったと思う。ただ、観念というものは消え去る。むしろ、観念の逃げる尻尾をつかまえるのに難渋するのが普通である。正確な引用をここでできないが「観念は危い橋のようなもので、その上を素速く通ることはできるが、その上に立ち止ることはできない」という、ある西の国の詩人のことばのほうが私の実感であった。少し角度を変えていえば、観念はたえず変形する。少なくとも私の経験では、数式がそれ自身変形を求めるように、植物がおのずと枝をのばし蔓を絡ますように観念は変化を固有の性質としているように思えた。観念と思考の動きに感覚的に鋭敏なフランス人が固定観念 idée fixe をフシギなものと考えたのも無理からぬことと思った（この精神医学用語を知ったのは精神医学書でなくヴァレリーの『固定観念』なる対話劇によってであった）。

大分あとでオランダの精神科医リュムケ H. C. Rümke が、いかなる統合失調症の症状も健康人がひとりの時には姿を現わすものであることを主張し、では、健康者と統合失調症者を分かつものは持続時間の問題なのかと、「健常人の精神障害」なる論文で自問自答していることを知った。

ここで急性統合失調症の妄想と慢性統合失調症の妄想とを一応分けて考えることが実際的であると思う。サリヴァン H. S. Sullivan は、前者を急性統合失調症の妄想症的色調として、後者とはっきり区別することを説いているが、まさに実践者の言だと思う。しかし、いずれにしても、妄想は、語り手と聞き手とによって成り立つものであることを、まず、念頭においておくことが重要だろう。

急性統合失調症状態、あるいは一般に急性精神病状態は、非常な苦痛を伴うものであるはずだ。それはわれわれ医者こそ外からの観察で馴れているが、患者にとっては未曾有の体験であることを忘れがちである。この苦痛は内臓の病いの苦痛とはたしかに別種のものであるらしい。それを表現することばを、日常茶飯事のためにつくられたわれわれの言語は持っていないようだ。それがまた苦痛を増強する。

精神科医は、この状態で患者から何ごとかを聞き出そうとするのだが、聞こうと思えばあらゆるレッテルを持った妄想が聞き出せるのだと思えてならない。実際、それを限界づけるものは、片や精神科医の能力であり時間であり、片や病人の言語化能力だと思う。ここで本人の語彙の豊富さ如何は第二義的な問題であって、人間は一つのことを語る間は他のことは語れないという単純な事実、すなわちある事を語るためにはその間それ以外の世界が沈黙してくれていなくてはならないが、それが許容されないということがまず第一にあるだろう。それは千の舌をもってしても足りないことであるようだ。つまり言語の線条性あるいは一次元性というものが一つの限界となる。しかも、言語の最も晩く成熟する面、すなわち言語の発見論的 heuristic な用法だけがここで使用可能な用法である。いうまでもなく未曾有の体験だからである。そのためにこそ、コンラート K. Conrad は妄想能力 Wahnfähigkeit を約十八歳以後に想定したのであろう。そんなに晩熟な言語能力は他にないはずだ。

しかも、おそらく、それだけではない。どのように焦点を合わせようとしても明確な像の得られないような奇妙な顕微鏡がもしあるとすれば、そういったものを操作している時の焦慮と不安に近いものがあるだろう。私のいう兆候空間にはそれに似た性格がある。つまり、兆候によって正確に未来を予見しようとすれば、覚知性を上げることになるが、ある限界を超すとノイズが意味ある兆候ととらえられてくる。その結果、さらに不安が高まり、それが覚知性を押し上げる。このように覚知性を上げることによって不安を克服しようとして悪循環に陥る点では強迫症に似ている。しかし、相似はそこまでである。強迫症が確認の精度を上げようとして自己不確実に陥る痙攣的悪循環だとすれば、兆候の兆候の兆候……と加速度的にふりまわされる悪循環が今の場合であろう。なまなかの発見論的言語使用ぐらいではとうてい患者は果てしない苦慮から脱出することはできそうにない。この、地獄の釜の蓋が開いたような状態に対して、われわれはどのようにしたらよいだろうか。

私は、ひょっとしたら次のような逆理が成り立っているのではないかと思う。この状態において患者が語ることは、この沸き立つ混沌、「時間的一次元性を宿命とする言語」にとって最も不得手なこの状況において、ようやく言語化しえたもの、すなわち、たまたま最も明確化しえたものであるにすぎないのではなかろうか。少なからぬ患者が、それをむしろせき込むように性急にまだ初対面かそれに近い医師に向かって語るのは、実は自己の「正常性」を、つまり言語化能力を証明あるいは承認させようとする懸命の努力という面があるまいか。とすれば、精神科医が、この時期に患者の言表を綴り合せて一つの妄想をつくる営為は、患者の意図とまったく反したものとなろう。この仮説は、この状況の患者が、ふだんと打って変わって、証拠をあげつつ論弁的陳述を行なわんとすることや「私はまったく正常です」「どこもわるいところはありません」という言表を間にはさむことによってもある程度支持されるだろう。(注2) この聞き流されやすい間投文も〝妄想〟と同等に重視されるべきだと思う。

医師は、この時期に、イエス・ノウを言う位置にいない。また何よりもまず、相手が求めているのはそれではない。患者の語りは、去り行く船にむかっておらぶ俊寛のごとき端的な「助けを求める呼ばわり」でありうる。「正常性の承認を求めての言表」でありうる(私は〝妄想〟的言表を含めて言っているのだ)。ここで必要なのは、しかし、船の上という高みから俊寛に答えることではない。俊寛はそれを求めてはいない。必要なのはまず端的な医師の現存《プレゼンス》である。次に患者の、心の平和への希求を自分が認識していることを態度で示すことである。私は、端的に「今はそうは思えないだろうけれども、ほんとうは大丈夫なのだ」と耳許でささやくことがある。患者が断片的なことばしか洩らせない時である。「問題の中には解決しなければならないこともあるが、自然に消えてなくなる問題のほうがずっと多いと思う。自然に消えてなくなる問題が消えてから残った問題を解こうとしてもおそくない」と語ることもある。兆候空間においてはすべては問題——正確には完全に定式化された問題でなく、いわば問題の遊離根《フリーラディカル》——として立ち現われるからである。より正確には問いなのか答えなのか、答えが先行している問い——しかも答えは問いをも抹消しない——であるのか、意味なのか、意味作用なのか、分らない。いずれにしても揺籃状態、在と非在の間に明滅する状態であろう。しかし、患者は逃れようもなく、何ものかの前に立たされていると感じている。それゆえに問われ、審問されていると感じ、全力を挙げて答責しようとする。しかも即座に答責してさえもすでに遅すぎる、という痛切な感覚がある。そのように緊急性の高い時は「今、問題を無理に解こうとするな。今はその時でない。問題が殺到してくるようにみえる時は」ということもある。畏友星野弘氏は兆候空間の現われ出た時の驚きを治療者が言語化することが有効であると教示された。それも、短く、低声で語ることが望ましい。一般に一種の超覚醒状態にあると考えられるからである。

この状態を向精神薬の使用なしに通過しえた例が一つだけ私にはある。それは薬物過敏性のためであるが、私のほとんど二十四時間の現存《プレゼンス》を必要とした（必ずしも同室ということではない。つねに医師がavailableな状態にあることを患者が実感していればよいのである）。しかし一般には向精神薬の慎重かつ大胆な使用が望ましいと私は考える。

急性状態の消褪後、妄想を生き生きと語る一過性の期間があることはコンラートのつとに記載しているところである。この時は、耳を傾けて聞くことが重要である。長くて一週間である、という。ある程度以上、面接間隔が長いと、この時期を見逃してしまう。これはかなり予後を左右する事態である。慢性化への一契機とならないだろうか。とにかく患者は、ある余裕をもって語ることが多く、語調は一般に生き生きとしている。暗いトンネルを通りすぎた後の感じである。「淋しくない?」とたずねてもよいが、大変な時期を通りすぎたことを(妄想の消え去ったことでなく)「よかったね」と支持してよく、このあとに一過性の身体の乱れのありうること、焦りが生じてくるのに乗らぬことを告げれば足りるであろう。

私は、人間が急性精神病期の妄想を加工 verarbeiten して自我にとり込むことは一般に不可能に近いとし、試みる必要性をも疑っている。より包容性が大であると思われる夢の中にさえとり込めないのはすでに周知であるから。一般にいかに幻覚妄想状態になやまされている人も、そのことを夢にみない。もし夢に現われたらそれは消褪のかなり確実な前兆であり、そのことを患者に告げてもよいくらいだと思う。まれにそういうことがある。

次の問題は慢性妄想である。慢性妄想患者の妄想に対する態度は実に区々であり、妄想への耐性も非常に個人差が大きいが、しかし、共通して、ある種の「窮屈感」はあると思っている。またそれは話題に取り上げてよいことである。われわれは、いかなる妄想に対してても、もしその状況にわれわれが置かれたらどのように感じるかという意味での状況的エンパシー situational empathy はつねに可能である。そしてそれは、妄想内容の如何に中立的である。

われわれの陥りやすい事態は、妄想を「それから」、「それから」とたずねることである。患者は医師の非言語的挙動に一般に敏感である。実は飼主のかすかなうなずきに反応していたにすぎない「学者馬」の話に似た事情で、「うん、非常に面白い妄想だ」というかすかなうなずきのサインが医師の側に出れば、当然妄想を強化するだろう。われわれは、妄想を熱心に聞き出すことによってそれを完成にみちびいているという疑いがなくもない。一般に妄想は、自由な変換が不能な命題であって、それゆえにこそ反復回帰するのだ。だから妄想体系が生成発展する時は部分的〝医原性〟の疑いを置いて考えてもよいのではないだろうか。

アダムズは〝Obsessive Children〟(『強迫症児』)において、強迫観念症の子どもは bad thinker(考えるのは下手)だが profound feeler(感じることは深い)だと述べている。これは妄想患者にもあてはまるのではないかと思う。この場合、bad とは頭脳の良し悪しではむろんなく、ほぼ「不器用な」という意味に解してよい。一般に妄想患者は不器用な思考者であり、妄想能力の豊かさでなくその乏しさが妄想患者を妄想患者にしているのではないかと考えてみるべきだろう(健康者のほうが「妄想能力」に富んでいると私は思う、使用するか否かは別として)。

統合失調症者であろうとなかろうと、相手が興味を持つことについては大いに語りたいものであり、統合失調症者は特に安全感に乏しい人たちなのでなおさら医者の興味の持つ事柄を語らねばならないという気持に迫られても不思議はないだろう。

したがって妄想内容でなく、その下に動いている感情に焦点をあてて対話することが重要である。疑い深い妄想患者ほど、自分はお人好しであって、だからうっかりできないのだ、これまでも随分してやられてきたはずだ、と思っていることが決して少なくない。

先にも述べたことだが、妄想内容は患者にとってこそ新奇なのであって、精神科医のたいていは、内心、またか、と思って聞いていることが多いであろう。このだらけた状況は、患者を慢性妄想患者という自己同一性に仕立て上げる早道であるだけでなく、精神科医が一種の「慢性精神科医」になる捷径であると思う。何ごとも反作用なしには済まない。

一般に慢性妄想を語る時の最大の特徴は患者の語調が平板で単調になることであり、たとえば幼年時代を語る生き生きとした語りが急に平板な語調に切り替ることでわれわれは最も手っ取り早く、「妄想の語り」に入ったことを知ることができる。これは、妄想が患者の感情のこもった生からも疎外されている——少なくとも少しずれたところにある——ことを示唆しないだろうか。実際、古くからの試みだが、患者の妄想を肯定しても、患者は喜びの感情を示さず、むしろ浮かぬ顔をする。

その意味では妄想は患者の寄生物であって、患者の感情の動きから外されているのだが、しかし、精神科医が安易に口にするごとく、妄想を一種の悪性新生物のように〝取る〟ことはまずできないし、万一できてもそれで万事よしではない。急性状態において問題になるものが妄想能力 Wahnfähigkeit であったとすれば、慢性妄想においては妄想要求性 Wahnanspruch であろう。ある女子患者ははじめ恋愛妄想を抱いた。しかしある時から彼女は、「私は彼が好きです。妻子がいても、たとえ、一生片想いでも、私は彼を想ってゆきます」と感情をこめて宣言した。これは恋愛病（という十八世紀に消えた概念）ではあっても、妄想ではなく、一つの悲壮な決意である。しかし、それで万事よしではなかった。しばらくして血統妄想が出現し、行動化が厄介な結果を生じた。彼女のほんとうは低いらしい自己価値感情は決意によって生じた空白を埋める何かを必要としたとしか考えられない。この妄想要求性は少なからずみられるところであり、妄想に焦点をあてた治療、とくに知的操作によって妄想を解消しようとする試みに対する一つの大きな保留となるであろう。妄想は、それを何と名付けるべきかは別として深い感情の上に浮かんだ何ものかである。ただ不要になった時にだけかさぶたのごとく脱落するものであろう。

医師にまさって患者が深い状況的感情移入の能力を示しうる証拠をここで提出できると思う。一九六〇年代、患者が喰い入るようにみていたテレビ番組は「インヴェイダー」と「逃亡者」であった。前者は異星からの目に見えない侵入者が人間にとりつく結果隣人をも信用できなくなるがその証拠はないという物語であり、後者は、犯人とまちがえられた医師が次々に善行をして一夜の宿を得てもお尋ね者であることが露見しそうになってその都度すぐまた果てのない逃亡の旅に出なくてはならない物語である。このテレビフィルムをみる患者たちの中からは深い呻き声に近い歎声がしばしば聞き取れたのである。

私は日大のグループの開発した諺テストを行なったことがあるが、「溺れる者は藁をもつかむ」という意味は最も間違いなく（決して表面上の意味でなく）受け取られ、（私の患者に関する限り）最も実感のこもった諺の第一に挙げられたと記憶する。その次は「ミイラ取りがミイラになる」、第三が「出る釘は打たれる」、第四が「雨降って地固まる」であった。患者の状況的エンパシーの能力は疑うことができない。

しかし、妄想をはさんでの医師との対話は、医師にも、患者にもある安定感を与えるもので、これが、医師には非妄想型の患者に対する時のその都度改めての緊張を要らなくさせ、患者には弛緩性を与えるのであろう。この馴れ合い関係を妨げる要因はあまりないので、ことは無際限に続くようになる。これは医師・患者双方の妄想要求性というべきだろうか。これが、妄想は年とともに強固になるという通念を生んでいるのかもしれない。私には妄想はむしろ年とともに摩耗しがちなものであり、最も底にあるのは、無時間的な、動かしがたい、〝不死なる意志〟とでも仮に呼ぶようなものであると思われる。それは、言表すれば「最高学府を出たい」「パイロットになりたい」「背がもう二センチ高くなりたい」といった単純な、それだけに揺がない、固体のような硬質の具体性を持つもの（おそらくは真には〝無記〟――哲学者二宮尊徳の意味で――なるものであろう）である。妄想が守っているのはほんとうはこれかも知れない。

私が発病後十数年乃至二十年を経た患者と〝非なれ合い的〟に接したところ、最後に語られたものはこのようなものであった。それは妄想の平板な強調とは打って変わった、ほとんど呻きに近い感情とともに語られた。そして、ある患者は三日後意識障害を起こした。他にも程度の差はあれ身体的動揺を示した。こういうテーゼは端的に「あきらめる」か否かしかない、条理をこえた強烈な何かである。そして患者の一部は「あきらめる」が、一部は妄想要求性にしたがって妄想を復活させる。その際、彼は言った、「もう少しいい加減な面接をしてくれ」と。私は頭を垂れる他はなかった。このような場合は時を待つしかないと思う。しかし、家族の事情など、あらゆる事情がまったくゆきづまりと見える時でも、待つうちに思いがけない事情の変化が起こったり、事態が dark, but not so dark（明るくはないけれど、予期したほど暗くはない）となってくることが少なくない。患者をめぐるパラメーターは無数であって枚挙や操作ができないのは、天候を定めるパラメーターと同じであるが、しかし、天候と同じく、直観的にその変化を把握することはできる。さきほど妄想はかさぶたのように脱落するもの（ひっぺがすものではない）といったが、たしかに妄想要求性が低下するような方向にパラメーターが動くことは、ありうるのであり、天候と同じく、動く時にはきわめて迅速に変化し、治療者がその機をつかむのにやっと間に合うという具合でありうる。患者より先に治療者がサジを投げてはならない。

（「精神医学」一九七九年二月号、医学書院、一九七九年）

注

（注1）　Umgang mit Wahnkranken（原課題「妄想の精神療法」）

（注2）　逆説的にきこえるかもしれないが、患者がにわかに論弁的に語りはじめることによって、周囲は患者の狂気を「識る」のである。文法的に正しからんとし、あらゆる傍証を挙げ、説得せんとする努力によって。その口答試問に答えるごとき、あるいは法廷での陳述のごとき音調によって。その時、周囲の眼差もにわかに変わる。双方の間に白々とした疎隔が、埋めんとして埋めえぬ真空が瞬間に生起する。一般に、ある程度の知己の間の会話が文法的にいかにルースかは録音器を使用して言語学者の改めて驚いた事実であった。逆に、一切の非言語的信頼関係を予想しないことに立脚する法律の文章が必然的に悪文たらざるを得ないことを考え合わせたい。慣習法にもとづくイングランドの法廷弁論は今なお、中世フランス語を交えた奇妙な英語である。単純な精神科医は、これを衒奇的、奇矯的、マニエリスム的言語と評するだろう。

＊プレオリジナルは一九七八年の「精神病理学懇話会・富山」におけるシンポジウム「妄想」での発言を文章化したものである。

軽症うつ病の外来第一日

三十歳以後に多い、躁病期がないという意味で単相性といわれるうつ病の外来治療第一日を述べる。うつ病は治るというが、再発しやすく、また、遷延すると厄介である。何事も初めが肝腎である。

外来治療の適否は待合室での態度を見ることから始まる。周囲の人になだめられながら立ったり座ったりしていないか、逆にねそべってしまっていないか――。うつ病に限らず「待てる」患者は予後が良い。

次に付添いを見る。実家《さと》の人か遠縁か友人か上司ならば、家族が来られない事情を聞きたい。外来治療には「受け皿」が大事である。同じ意味で、一人での来院には、自分の判断を人に話さずに来たのか、一人暮しか、「私たちは忙しいから一人で行ってらっしゃい」といわれたのかを知りたい。家族、隣人、友人、職場の人々に心情的に受け容れられている程度は、治療上大きな因子である。ただ有能だというだけの人は、うつ病になると疎外される。神田橋條治氏の指摘だが「その人の特に有能な部分がまずおかされる」からだろう（『精神科診断面接のコツ』岩崎学術出版社、一九八四年）。こういう人も自殺念慮はすなおに話すし、そこから構えがほどけ、話がほぐれることが多い。こういうことは、手始めとして精神科へ来たいきさつを聞く中でわかる。

医者の前で茫然と無反応の人も、せきを切って喋り出す人も、外来でやれるかどうかは保留とする。また他の病いの可能性を考慮する必要がある。一般に単相性うつ病の人は、苦しくても礼儀を失わない。数分は待ってもらってからみたほうがよい。

うつ病の抑止は、思考・行動だけにとどまらず、例えば感情も抑止され喜怒哀楽が湧かない。表情も抑止される。それ相応の表情の動きに裏打ちされないので、話が深刻であればある程、聞く者は却ってうんざりしてくる。この「反響欠如」を内因性うつ病の一標徴としたのは西ドイツのシュルテ W. Schulte で、オランダのリュムケ H. C. Rümke の有名な「プレコックス感」と並んで〝診療者に起こる感情による診断〟の白眉であろう。

自律機能や分泌の抑止も顕著で、口渇、便秘、不眠は必発である。

こういう心身拘束状態の中で、患者は取り返しがつかない過去をくやみ（木村敏、土居健郎）、もがく。くやむ過去が近い過去であるのは木村の指摘するとおりで、思春期の失恋のような遠い過去へのくやみはうつ病的なくやみではない。ところがこういう感情をいい当てても、患者はあまり楽にならない。手の込んだ精神療法がうつ病に奏効しないのは、うつ病患者がそもそも内面の感情を語り合う対人関係に馴染んでいないせいもあり、どうせわかるものかという気持も湧くかららしい。

彼の置かれている状況を発掘していくほうがよい。昇進、引越し、新築などがうつ病の引き金となるのは、特に、社会通念としては喜ばねばならないのに心底ではうれしくない場合である。逆に、ほっとしてもそれを現わしてはいけない、永患いの肉親の死のような場合もある。年表を書くと、発病直前にこのような事件が頻発しているのがわかる。その辺の板挟み的な機微を外面的・常識的な「ふつうの言葉」で話し、諺や譬を多く交えるようにして話を展開する。「感情の理解よりむしろ状況の理解」である。

自殺念慮は語らなくても存在すると考えるべきで、積極的に聞くほうがよく、「それはあせりが言葉をかえて語っているので、いくら苦しくても釣り込まれぬよう約束してほしい」と語りかける。患者が頷けばそれを評価する。うつ病者なら「死ぬより苦しくても」医者との約束を守ろうとする。

注意すべきは、社会的地位の高いほど「顔を作れる」能力が身についていることだ。そういう人ほど階級上昇しやすく、また上昇の過程で能力がみがかれるのだろう。その結果、深い抑うつを抱きつつにこやかに礼容を失わず医師に応対する〝スマイリング・デプレッション〟となる。ひとりでいる時の表情はずっと暗いはずだ。時々待合室をのぞくことをすすめる。

身体診察は欠かせない。一つは医者への信頼を生むからであるが（うつ病者は医者らしい行為を評価する)、高血圧や動脈硬化が発見されれば血圧の正常化はうつ病からの回復の一つの目安になるし、動脈硬化ならば脳代謝賦活剤を加えて抗うつ剤、抗不安剤の効果が初めて発揮される場合がある。

ここでうつ病の診断を下し説明をし、治療的取り決めをする。適当な抗うつ剤と抗不安剤に多少の就寝前薬を出して、翌日いくらでも眠っていられる状態をつくるよう医者から周囲の人にお願いする。周囲には「励ましも過ぎれば薬と同じで毒になる。本人は自分を励まし続けて励まし疲れを起こしたわけですし」と、励ましのトーンダウンを約束させる。

一日も仕事を休めぬという患者にも、まとまった期間の休養診断書を出す。数日の休みなら休み始めから出勤時の心配をするだろう。「一日も休めぬ」という患者も、真実は患者のほうが仕事にしがみついていることが多いが、正面から衝かず「一人休めば潰れる組織はあまり良くないですね」と感想を述べる。どうしてもやり終えるべき仕事のある人には、二、三日抗うつ剤の服用をおくらせても、それを済ませてもらってから治療をはじめるほうがよいくらいだ。全速力で働きつつ抗うつ剤をのむとヘンな効き方をするか、そもそも効かない。主婦は昼間一人で休ませず、誰かに付き添ってもらう。夫に休暇をとらせても良い。うつ病になるような主婦は、ありうる訪問者のための身づくろい、心構えでおちおち休めない人のはずである。

治療期間は「ふつう二、三カ月だが、これまでのご苦労の長さと次回までの治療の進み具合をみて改めて考える」、再発問題には「治るとは元の生き方に戻ることでない。せっかく病気になったのだから、これを機会に前より余裕のある生き方に出られれば再発は遠のいていく」むね告げる。三十代後半から四十代ならば「せっかく病気になったのだから生き方を少しひろやか（のびやか）にされては？」と水を向ける。この「せっかく」は土居健郎のよく使うことばで実にうつ病の人によい。しかし、六十代、七十代の人にそういうのは酷であり、高齢まで一つの生き方を貫けた強さ、その生き方の適合性を買って、そのままのコースを歩んでもらうことも多い。

「薬は最初ですから軽いので、効かなくてもがっかりせず、効きすぎてもびっくりしないように。何日かの疲れがどっと出てくるはずだし、それは眠りの形で流してしまうのがよいです」。薬については「低めにいうこと」（アンダーステートメント）と「まだまだいろいろあります」ということの二点がポイントである。軽症の時は「効くのは二週間たって」とは私はいわない。それより早く効くことがけっこうある。プラシーボ効果は、処方箋を手わたす時のことばと話調に依る。「効くといいね」「合っていますように」など。「もし眠れなければ明日いらっしゃい。来られなければ来週おあいしましょう。便りのないのはよい便りと思っています」としめくくる。睡眠薬だけを欲しがる患者には、「昼の薬で下地をつくるのが大事なので、止める時も眠る前の薬から止めます」といっておく必要があろう。とにかく、こういう態勢をつくれば、外来患者の大半に第一夜の熟睡をもたらすことができる。それはよいすべり出しを意味する事態である。

（「日本医事新報」二八八一号、週刊日本医事新報社、一九七九年）

文庫版への付記

最近、激励中止の見直しがいわれているが、励ましがとくに有害なのは「ハイ」「うん」の答えを強く求めるときである。当然すぎることである。激励と支持との微妙な一線を見分けることが問題の核心であろうかと思う。

＊プレオリジナルは一般医学誌の「二頁の秘訣」への寄稿である。本書収載にあたって、ページの制限で削除した部分を復活させ、多少補足した。

精神科の外来診療について（うつ病を中心に）

――大阪・兵庫診療所医会における講演より

本日は外来診療所で日々診療しておられる方々を前にしてのお話で、どうも釈迦に説法の嫌いがありますが、しかし、三人寄れば文殊の知恵ということもあります。臨床経験を持ち寄ることが非常に大事なことだと思いますので、思い切って話させていただきます（以下ページ数の関係で「である調」にします）。

いきなり本題に入るようであるが、はじめに、病気別に接近法がやや違う、その辺のことに触れてみたい。

うつ病から始める。どちらかというと内因性のニュアンスの強いものを念頭においていただく。若い人のうつ状態や、一般の神経症性うつ病は神経症者への接近法があてはまるように思う。両者の区別は言いだせば切りがないし、連続性があるという考えの方が強いようだが、要するに前者だと、入眠困難よりも中間覚醒、早期覚醒である。「睡眠のほうでこちらを受けつけてくれないで、どうしても覚醒の岸辺に打ちあげられてしまう」という感じであろうか。それから、悲哀感よりも喜怒哀楽が湧かないという感じ——「涙が出たらどんなにすっとするだろうか」と患者は思う——。さらに、患者が深刻な話をしていてもこちらにそれが伝わってこないで、こちらはどうしてもありきたりのことのように聞き流してしまうという、シュルテの「反響喪失性」で、私は、有名なリュムケの「プレコックス感」よりも、こちらのほうが、主観診断としては頼りになると思っている。そして、この反響喪失性を計算に織り込んだ軌道修正をわれわれは必要とすると思う。それから抑止が心身の両域にまたがること。「涙が出ない」のも、自律系の抑止（唾液分泌、汗分泌、尿閉、便秘等）の一環だと思う。「反響喪失性」の一部にも、ことばに伴う表情の動きの抑止のために、ことばの内容が切々とつたわってこないということがあるだろうと思う。

私の行き方は、抗うつ剤を出すと同時にエイヤッと休んでいただくことである。最後にそういう話になるように初診の対話を持ってゆく。

三環系抗うつ剤は遅効性だと教わったものであるが、これは働きながら服用してもらった時のことだと思う（傑出した生化学者柿本泰男愛媛大教授も、三環系抗うつ剤が遅効性だとはどうも思えないのだが、と語られた）。古典的な薬でも、第一日から効果を発揮しうる。ただし、睡眠と休息への方向性においてである。誰でも気づいておられると思うが、三環系抗うつ剤のいわゆる副作用は、うつ病の自律系への作用と同じで、それを増強したものである。この薬は、身体症状を一寸重くすることで他方――いわゆる精神症状――を軽減しているかのようだ。また薬の、身体への作用と〝精神〟への作用との配分比が個体によって違うこともあるようだ。ほとんど身体作用のない場合から、むなしく身体作用ばかり出る場合まであると思う。

初診の時の話は、大体、仕事の苦労話から聞くのが入りやすい。どこかに板ばさみ状況がみつかることが多い。そうでなくて、一見些細なのだけれども、吸い込み穴のように本人の努力を際限なく吸いとっているものがみつかる場合もある。昇任、新築、引越、転勤という状況因は、今では常識みたいになったけれども、その場合も、苦労話としてきくことが大事である。

必ず「人知れぬ苦労」があるはずである。新改築は面積が広くなるのがふつうで、他にかりに問題がないとしても、うつ病になりやすい女性は、今までと同じていねいさで広くなった新しい家を掃除しようとして、それだけでも、結構まいるものである。それからたいていは二つ以上の打撃がみつかるもので、「人間はシングル・パンチでは参らないけれども」、姿勢を立て直さないうちに次の波がきたらきついですね」ということはたいてい事実に即しているし、このことばは幾分患者の救いになる。

うつ病の人の心の中に「わかってたまるか」という気持のあることを土居健郎は指摘し

ているが、その人の置かれている状況に対する理解のほうは、患者に（脅かすことなく）「相手がわかった」という感覚をもたらすように思う。たとえば同族会社の一員であるために休み時間も姿勢をくずせない、といった状況への理解である。「ほんとうに休めない日々だった」ということばも患者から聞かれようものである。

だから、患者の一日の過し方が、いかにもこうだという現実感を伴って目に見えてくる、ということが第一段階である。

その次の問題は、患者に負荷がかかりはじめたときがいつ頃かということで、これは生活史を、私の習慣だと年表のようなものを書きながらきいてゆくと、同定しやすい。たとえば、初めての子が生れたことと、父の死と、昇進が、近接しているとか。この近接を、患者は意識していないことがふしぎに多い。聞くほうも、宙《そら》で聞いているだけでは摑みそこなうことが少なくない。

うつ病の人は、自分の感情を話すのはあまりうまくないし、口が重い。そもそも感情を「殺す」ことを美徳と思ってきた人たちであることが多い。けれども仕事のことを話すのはうまく、仕事の話をひざを乗り出して聞いていると、間接的に気持のほうも伝わってくる。自責の裏にはけっこう、恨みつらみや、なぜ自分だけ苦労しなければならぬか、などのいきどおりもある。しばしば自責は表玄関のようなものにすぎない。けれども、他者への非難がましさの意識は本人に耐えがたいし、それに直面してもらうことも治療上必要とはいえないように思う。

むしろ、ズバリと「病気である」と告げることが自責感の軽減になる、つまり治療的であるのはかなり知られていると思う。自殺念慮についても、初診でこちらから積極的に聞いてゆく行き方が普及したと思う。「〝あせり〟がことばをかえてささやくもので、つり込まれない約束をして下さい」という、約束の力が自殺の実行を救うことも知られてきた。薬が効くこと、必ず治ることを告げるのも。私がつけ加えるとすれば、「治る途中でそれまでの遅れをとり戻そうと倍働くようなヤマ気は出さないで下さい」という注文だろうか。「治る途中」のことにこちらから話す話の内容の中心を置くことは、それ自体が、「治ると医者が裏表なく信じている」ことを端的に物語っているわけで、その意義もある。「治る途中であせらぬのがこつ」ともいう。

それから、再発の心配を必ず患者はしていると思うので、うつ病に限らないが、私は再発問題をしばしばこちらからとりあげる。それは、「治るとは病気になる前に戻ることではない。それは、どこか無理のかかった生活なので、病気の前よりもたとえ見栄えはしなくとも、ゆとりのある生き方に出ることが治るということだ」、「ハシカのように一生一回という免疫はないけれども、生き方が気持のゆとりを大切にしたものとなればそれだけ再発は遠のきます」という。このような目安を示すことは、今回の病相期が三カ月で終るだろうという見通しを話すと同じ程、あるいはそれ以上に大切だと思う。この辺の話には、だいたい強くうなずいてくれる。うつ病の人はもちろん、急性精神病の人すらである。家族にも話しておく。家族は予後をよくきくが、「患者と医者と家族の呼吸が合うか合わないかで、予後は大幅に変ってくる。呼吸が合わないと、治るものも治らないのでよろしく御協力をお願いします」ということを中心にして述べることが、いちばん相手に通じたし、その後の協力も得られた、というのが私の感じである。

うつ病の人は「医者は医者らしく」と考えているので、身体診療をしてから以上のことを話す。身体診療をていねいにすることはうつ病の人の信頼をかちうる一つの要点である。逆に省くと「話をきくだけで判ってたまるか」という反発が生じやすい。統合失調症圏の人では、これはそれだけで「わかられてしまった」という恐怖のもととなりかねない。「黙って坐ればぴたりと当る」のではないかと周囲の人に半ば真顔でたずねられた経験を精神科医ならたいていお持ちと思うが、こういう魔術師めいた印象はできるだけ与えないほうがよい。間違っているのはもちろんのこと、有害な効果を与えがちだからである。それは医者の身にもはね返る（上のキャッチフレーズをとなえた易者は殺害されている）。医者というものはそう人の心をわかるものでないのだ、ということを伝達するのが大事である。これはさらりと言うか、あるいは態度で示すとよいだろう。医者といえども（？）なかなかわからない――しかし耳を傾けようとする姿勢を示している――からこそ患者は自分の家庭の内情や心の秘密を話してくれるのである。

身体診察は、その間に処方や診断を考える間合いでもあるが、全くの形式でもない。うつ病の場合、低血圧、徐脈、反射減弱の人のほうがすなおに治ってゆくことが多いという印象がある。逆に高血圧、頻脈、反射亢進だとどうも治る途中に一波瀾があることが多い。勝手に薬を中断してしまったり、出社したり、通院をやめたりする。それで済めばよいが、治療が仕切り直しとなることも少なくないのである。また、うつ病の治療によって、数日数週間のうちに、長年の高血圧がおさまることが意外に多い。胃潰瘍もしばしば治る。もっとも劇的に治った例では――手術直前にうつ状態で手術の可否を問われた例だが、抗うつ剤のおかげでX線でも胃潰瘍が証明できなくなった代り、数年の鬱憤がまさに噴出して周囲は驚嘆した。結局、亡夫の遺産分配の相談にあずからなかったことが怒りのもとであり、夫と二人で営々と築いてきた財産は、単なる金銭以上のものであった。法の定めるとおりの分配がなされていたのだが、そんなことは二の次、三の次だったのである。

ついでにいえば、遺産分配の問題は、多くのうつ病者をつくるが、基本的には「これは意地の問題だ」となった時に病原的となるのであって、損得で動いているうちは精神科医の手をわずらわす必要は生じない。しかし、遺産分配は、一族の歴史をいわば一瞬に凝縮して、さまざまな心のしこりやうらみを顕在化させる。もっとも「意地」はその裏に「自分の意地を張っている姿を見て心情を察してくれ」という気持が見え見えであることが多い(大橋一恵氏)。ここで巧みに「オロス」人の登場がもとめられるのだが、それもタイミングが重要であって、「時の氏神」ということばの生れるゆえんでもある。「氏神」もなかなか含蓄のあることばで、あまり格の高い「神さま」を引っぱってくると、それは一種の圧力となり強く圧力をかけられたほうがさらにこじれる場合が少なくない。もっとも「偉い神さま」でも高所から説教などせず、土俗的に「私の顔を立てて」というとまた変ってくる。精神科医は氏神でも大したほうでないであろうが、内容の判定に立ち入らずに双方の「力《りき》み」を減圧することはできる。苦労話をきくことから「ドクターストップ」という切札まで色々使える。ただこの種のことには、少し木で鼻をくったほどの距離が必要なことが少なくない。あまり身を乗り出すと妙に巻き込まれる。

遺産分配に患者が加わっていると、しばしば、「お金を分配してそれで患者と切れるならそのほうがいい」という態度に出る人がいるので、「キレイサッパリ」という配分でなく患者に皆が少し借りを残す程合いのほうがよい場合もあろう。

これは遺産分配の例だが、うつ病でも——むろん心身症でも——狭い意味での経過期間とは別に、「安心して治れる時期はいつごろか」という見立てが必要である。簡単な例でいえば、町から田舎の長男へ嫁いだ人がいて、その夫のきょうだいが皆集ってにわか大工となって長男の家を改築していた場合で、建築費はいらない代り、長男の嫁は大勢《おおぜい》の弟たちの接待に粗漏があってはならないからその何カ月かの期間の気のつかい方は並大抵でなかろうと思われ、その辺を当ってきいてみると果してそうであった。こういう場合「ドクターストップ」の切札を使って、建築の終るまで実家に帰ってもらった。実家では安心しておれることは確めての上である。いずれにしても建築の終りまで長びくか、心身症を発現するかであるだろう。その兆候はすでに現れていた。

一般に、一次的であろうと、二次的であろうと疾病利得と正面から戦って勝ち味はない。患者の多くは安定したいこえる場所、いこえる形をもっていないことが多い。今の生き方の他に選択の余地が少ないからで、そうでなければ、病気という大きな賭け金を払わないであろう。われわれは患者が身を以て掛け金を払っていることの意味に思いを致し、それが生きるような方向に目を向けるのがよいだろう。このような態度で治していると、疾病利得は次第に現実的な内容になり、それと同時に、ことの引き金をひいたほんとうの心因といってよいほどのものもみえてくることが少なくない。うつ病の場合、心因といってわるければ状況因といってよい。（わが国では原因も欧米よりはるかに多く状況の文脈において考える傾向が一般民衆にも医者にもあると思うので心因と状況因はそれほど尖鋭に区別されないし、しなくてもよいと思う。相手の気持を汲むことも、現実には相手の置かれた状況の輪郭をつかもうとする努力でサマになっていることが多い。これは文化的特性で、それでよいと思う。）

もっと恒常的に圧力が働いている時は、「仲々安心して治れないねえ」と呟くと、相手がぴたりと反応することが少なくない。たとえば、ある中年の夫人は、頭痛を訴えて、実際に脳波に異常もあったし、薬物でおさまったのだが、一年のある日前後の一週間は薬が効かないことがわかってきた。色々当ってみるとそれは結婚記念日で――父親の命日がその前日だったが偶然かどうか――旧軍人の夫はこの人に手をよく出したのだが、頭痛を起こしてから頭に手を出さぬようになったことがわかった。「これでは安心して治れませんか」ときくと、「いや夫ももう円くなったから大丈夫でしょう」という返事。そのうちに、脳波異常はあるのに頭痛はなくなった。その後は、夫と温泉旅行をした話に来られたのと、息子さんとおぼしき方が突然海外からパイプを送ってこられて私を驚かしたことだけである。

それから薬の処方であるけれども、緊急度があまり高くなくて、少なくとも二日の猶予をみることができれば、私は、初診では少量の処方をして、副作用を話し、作用のほうはアンダーステートメントをする。つまり「最初だから、あなたの薬への敏感さがわからないので、いちばん少ない（とかそれに近いとかの）量を出すから、効かなくてもがっかりしないでほしい」「これで効いたらあなたの病気はかるい」「効いた時は損も得もなく眠くなるから、安心して、翌日はぐっすりと休んで下さい」といい、家族にも同じことを話す。そして、翌々日に来てもらうことが多い。初診当日の睡眠が大切なので、翌日家族が起こして診察に来させるのは、マイナスのほうが大きいと思う。そして「もし眠れなければ、どうぞ明日おいで下さい。おいでにならなければ滑り出しはまあよいと思っています」と結ぶ。

三環系抗うつ剤の副作用は、口渇、便秘をはじめ、うつ病の身体症状を強めるようなものが多いから、「身体の症状はさし当りかえって強まるかもしれないが、それは一時である」ことを告げる。「気分のほうに先に効き目が出てくる」とも言う。患者は精神症状のほうがはるかにつらいので、口渇には水をのんでよい、というふうにいって、ただ我慢だけを強いなければ、身体症状については納得してくれる。

薬の処方の話には深入りしないが、私が三環系抗うつ剤の他にクロキサゾラムを入れるのはどうやら朝の抑うつを軽減する数少ない薬物だと思うからである。これを使いだしてから早朝抑うつの訴えは激減した。そのほか、少し固ぶとりで少し妄想的な彩色のある人にはパーフェナジンを、やせ型の硬い感じの人のうつ状態にはチオリダジンを、いく分怒りっぽい、軽症の激越うつ病というべきものにはプロペリシアジンを各々少量加える。軽症なら一日二回から一回とする。別に眠剤と下剤は必ずといってよい程出す。幕末の漢方医で精神病を得意とする人はセンナ末を使っていたし、中国の医師は困難な時代に下剤の巧みな使用で精神病を治療していたときく。「中国の精神科医はほんとうに下剤の使い方がうまいですよ」と北京大学の卒業生は言った。下剤は薬の自己調節をしてもらえる部分で、こういう部分はあったほうが良いと思う。うつ病に限らない。眠剤にニトラゼパムとクロキサゾラムを併用するのは、前者だけだと悪夢をみると訴える人が多く、長年悪夢をみていた人が後者でマイルドな夢に変わったという経験があるからだが、抗不安剤の効き方は個人差がすごくあるので、次回からは効き方をきいて修正してゆくことにしたい。

いずれにせよ、医者の処方行動では、大体七種類くらいの薬をファースト・チョイスにして、それがだめだと、いわば「二軍」として、「一軍」の薬一つ一つに大体七種類くらいの薬が頭の中でくっついているようだ。この一軍と二軍が入れ代ったり、新薬が一軍の地位についたりするのは、非常に信頼している同僚が使用経験を語った時とか、はっとひらめいた時で、それはどの薬も合わなくて困っている行き詰りに起こる。要するに窮地に立たねば、ボスのすすめや販売促進員のすすめでは仲々レパートリーを変えない保守性が医者にはあるが、この保守性は、外来の場合には好ましい面が多い。一般に薬物は外来では保守的になるのが自然で、変薬がファウルであればこちらの信用ががた落ちするのはまだしも、患者の治療が「仕切り直し」になってしまうから患者が大損害である。

うつ病の不眠は時に頑固なものだが、ある時たまたま（頭部外傷の後遺症のある人だったために）脳代謝改善剤を就寝前処方のほうに加えることで、入院後二カ月びくともしなかった不眠があっけなく解消したことがある。臆測を逞しゅうすれば、睡眠中枢を賦活したということになるのだろうか。脳代謝改善剤はいわば各戸にビラを入れてゆくような、特異性の乏しさが欠点で、何が賦活されるか見当がつかない。統合失調症に使用した結果がばらばらなのもそのためであると思う。しかし、一寸話は一般的になるが、現在の向精神病薬や抗うつ薬はレセプター・レベルでの拮抗剤ということになるのだと思うけれども、古くから、たとえばセント・ジェルジが指摘し、現在心筋障害や白内障となって現れているように、二―四ジニトロフェノールなどに比べ弱いとはいえ、uncoupling effect を持つ uncoupler でもあるから、いずれ大元のニューロンの失調のほうを回復する薬理学的戦略が生れてきてもよい、というのが、私という素人の感想である。年配者や長期使用者で薬の効力のよくない場合や、名古屋大学のいう急性破瓜病などの場合は、現在でもその方向への試みがあってよいように思う。後者の場合、あれよあれよ、という間に起こる人格の解体を座視することは、医師にとってほとんど限度をこえた苦痛である。すでに高熱性緊張病の場合、この面の方策がとられた例は救命されている、と論文に引用されている症例から読みとれる。私はこれらの場合はためらうことなくどれかの脳代謝改善剤を用いる。

　薬の話にやや深入りしたが、どうも精神科医の投薬行動の現実はなかなか文字化・言語化されていないのではないかという気がする。私もまあ一とおりの理屈やルールは頭に入っているのであろうが、いざ処方する時に何が働いているのか、というと、以前に見た患者のことが走馬灯のように頭をかけめぐってその中から眼の前の患者に一番近いのを拾っている。何が近いか、といわれると、経過が近いとか、症状が近いというようなひとに話せるようなこともあるが、どうもそれだけでなくて、顔つきとか肌の光沢とか、身のこなしとか、もっと表現しにくい持ち味、それも本人だけじゃなくて、配偶者が似ている、配偶者とのやりとりが似ている、家族が似ている、職場の地位が似ている、などなど、そういうデータの雲の中から半ば無意識に選んでいる。半ば無意識というと無責任のようだが、楽器を演奏するとか自転車をこぐ時とかの無意識に近いようである。自分のメモリーの底の底はどうも探れない。そして、精神薬理学の方は、似た薬物のどれを選ぶかについてはまだ何も教えてくれないので、われわれは、厖大な量のパラディグマ的選択――つまり似たものの中から一つを選ぶ――を迫られている。これは現在の精神科医の置かれている境位で、幾分漢方医のような処方行動になるのも止むを得ないかもしれない、と思うし、案外、そこに捨てがたいものがあるかもしれないとさえ思う。

今日、うつ病に全く薬物を使わないと断言する精神科医はおそらくいないだろうと思う。もしそうなら、現在の手持ちの手段をできるだけ洗練彫琢しようとするのが臨床の人間の役割であるまいか。

のみならず、うつ病の遷延化の一因となりうると思う。

とにかく揺らいでやまない患者のためにはこちらが動かないことが役に立つらしい。

対話における第二のポイントは、ふつうの、幾分医者らしいことばで語ってよいことである。そういう意味では俗っぽくてもよいが、ふざけ、冗談は通じないし、はげましや説教は禁忌である。これは、てんかんの人には、とくに簡単明瞭な短文で語らねばならないし、統合失調症の人にはまた別の工夫がいるのと対照的である。

ただし、うつ病の人は、周辺や付随的事情から話をはじめて核心に至るのが最後になる。一人の人物を話に登場させるのに、その人の家系の出身地、自分との続柄、学歴、エピソードから話す準備運動が彼らは必要らしい。

うつ病の人と話す医者は、患者の話のこの特性と、表情の抑止とによって、うんざりし、しかも、同じことを話すのが精神療法の基本線とあっては、薬だけ出して早々と次の患者を呼びたくなるであろう。

しかし、うつ病者は、ことばに出さないが、医者が彼に話すことを、こちらがあとで知らされて恥ずかしくなるほど感謝している。とくに初診に十分話をきいたことは、長く患者の記憶にプラスの価値を帯びて残るものらしい。

うつ病の予後は、その配偶者によって決るとは、誰が言いはじめたことか知らないが、とにかく叱咤激励型の配偶者だと患者は立ち上れない。私は、家族に、必ず「はげましも適量をすぎれば毒である」こと、「適量がひどく下っていること」、患者は自分でも怠け者のようにいうが決してそうではなく「自分で自分をはげましつかれてこうなったともいえる」ので、「はげましで力が出るうちは私どものところへ来ておられないと思う。力が出ない時にははげまされて、はげましにこたえられないことは実につらいですよ」と話す。年配の人にしか通じないと思うが、幸い患者と家族には年配の人が多いから、「昔の井戸のポンプは何かの拍子に水を吸い上げなくなることがある。ガチャガチャあせって腕木を上下しても上ってこない。しかし何かの拍子にまた水が上ってくるものです。今は水が上ってこない時期なので、地下水がなくなったわけでは決してない」——こんな話を初診にしておくとよいだろう。家族と本人を並べて話してよいことである。

それから、私は抗うつ剤をまずは賦活でなく休息・睡眠誘導的に用いるので休んでもらわなくてはならない。ところが年次休暇さえもとったことのない人が少なくないので説得に骨が折れる。「自分が行かなくては組織が動かない」ことが心の支えのかなりの部分を占めている人たちでありうるのだ。実際、色々の事情が持ち出されて、三日間猶予を下さい、とか何とかの「取り引き」となる。止むを得ない場合は取り引きに応ずるけれども、それだけのマイナスはありうるし、その場合でも、すぐ休む時でも、「あなたがいなくては直ちに動かなくなる組織は、組織としてはあまり上等ではありませんね。一人が休めば全部が止まるのだから」と言ってみる。組織愛に動かされてか、大体「いやそんなことありません」という返事がかえってくる。そこで「〇〇年働いてこられたのだから、三週間くらい休んでもバチが当らないと思いますよ」と休むことの罪責感を軽くしようとするが、たいてい「三週間」にこだわる。ここで、実際は三カ月くらいかかること、それより早ければもうけものであること、三週間は今のあなたに途方もない長さに思えるだろうが、第一に「予定は未定」であり、第二に、休む態勢に入るのに一週間はかかり、あとの一週間は出社の準備を体がはじめかねないので、「ほんとうの中身は一週間くらいである」とも話す。

診断書は目の前で書いて読み上げることにしている。会社によっては「うつ病」を「三大精神病の一つ」と記憶していたり、精神科の病気にかぎって生涯通算二年しか休職を与えないところがある。これはまるで交通違反切符を渡されて治療しているようで、やりにくくて仕方ないが、某財閥の会社は揃ってそういう規定であるという。これではユーフェミズム（聞えのよいことばに変えること）の使用も正当化されると思うが、診断書は必ずしも病名を書かなくてもよいはずで、私は、本人にも会社にもわかる、ふつうの文章を書き、本人の承諾を得て渡すことにしている。ウェットな「信頼関係」とならんで、もっとドライな「信用関係」も、医者患者間に必要なのだ。頭ごなしにことを運ばないのはそのための第一のルールだろう。

それからこれはシュルテも土居も言っていることだが、うつ病患者には「君の気持がわかるわかる」といってはならないので、「うつ病者の苦しみはうつ病になった人でないとわからない、いや、当人でないとわからない」というほうがずっと――逆説的だが――わかられたような気がするものである。

あと、治ってゆく途中のことに、少し触れたい。患者のユメは、治療の前に悪夢をみていることはあるが、治療とともにそれはなくなる。そして患者の半数くらいは、途中で夢が明るくなるようである。夢のほうがエネルギー消費が少ないので、そのほうから再生するのであろうか。しかし、明るい夢のあと、ゆううつな朝の目ざめになるので、このひどい落差が苦しみとなる。ただでさえ、治る途中では、夕方にはもう治ったと思い、朝にがっかりするのであるが、これがさらに強くなる。このあだな望みと失望のくり返しは、息をする風のように屋台骨をゆさぶるので、この時期は診療密度を大きくするなり、薬を工夫するなり、する必要があると思う。むろん「必ず一時である」と言う。

もう一つ、患者が少し元気になるとさっそく何かしたくなることについてである。これは、長い間小遣いをもらえなかった人に一寸臨時収入が入った時の心理に似ているらしい。つまらないものを買っていつの間にか使ってしまっている、ということになる。具体的には、一寸会社へ出てみたり、ジョギングをはじめたり、習い事をしたりである。「ここでぐっとがまんして、少し元手がふえると、むしろむだ使いせずに、貯金ができてきます」という説明は、わりと通じるようである。

あまり以前の生き方に戻ろうとする場合は、「せっかく病気をしたのだから少し生き方を変えてみてもいいのでは」という。「せっかく」ということばは、病気にも長い目でみて積極的意義を認めようとするものである。したがって、あまりあせって早く仕事に戻りたがる人に対しては「働いて働けないとは思いませんが、今働くのは（治療上）もったいない」のであり、こんなにぶらぶらしていては申しわけないし、体がなまるのではないかという人には「治療という立派な仕事をしてもらっているのです。通って下さることも、薬をのんで下さることも。それに、あなたの身体は、眠っている間も治ろうとして働いていますよ」ということになり、また、失われた、猛烈に働いていればよい日をなつかしみ現在をうらむ人に対しては、「一本線をつっ走ればよいのは二十歳台の特権ですが、三十歳台も後半になると線が二本にも三本にもなるので、綱渡りはむつかしくなりますねえ」（ここで、「いや、そんな離れ業はできませんでしたよ」と患者がかぶとをぬぐことも多い）「もし、もう十年つっ走ってから生き方をかえようとすると今より大分大変なのでは？」――これも認める人が少なくない。

むろん、われわれは患者の人生について、決定を下す立場にない。しかし、うつ病になる人は、「働き文化」へのいくらか不器用な参加者なのであり、組織の中にあっては、年齢とともに「ハードルが段々高くなる」傾向にあることは否めない。

患者は、次第に回復してくるにつれて、寝ざめ心地や食事の味がわかるようになる。生活を生きるだけでなく、味わうことに次第に窓が開いてくるようになりうるので、その間に次第に幾分新しい生き方がみえてくることも決して少なくない。

これは、ほとんど、老人の精神療法と連続の、初老期——このごろの美称でいえば熟年期か——の「老い」を受容する精神療法の観があるかもしれない。「老い」でなくとも人間共通の「有限界性」の受容にふれることだ。そう考えて応対するとき、うつ病者は、一般にみられているほどかたくなでなくなってくる(もっともこのようなことは私自身が「共に老いゆくもの」の年齢と意識に達したからかもしれない)。

残りの少ないページで躁病に触れるのは、いささか釣り合いを失したものであろう。しかし、躁病者への治療的接近については、あまり語られてこなかったことも事実である。だが、炭酸リチウムの導入以前にも、躁病者は、現在や未来を語る時は観念奔逸的であるけれども、過去を語る時はぐっとまとまってくることが臨床家の一部には知られていた。あまり葛藤をはらまない、ごくふつうの過去の話、たとえば修学旅行や近所の人たちの話などである。回想する、という行為が、ギャロップで前へ前へ行こうとする思考を束の間でも転導するのかもしれないし、躁うつ病者は本来は過去志向的であって、躁状態はいわば首だけねじ曲げて前を見ているようなものであるから、その無理を一瞬は直しているのだという人間学的考察をする人もあるだろう。

躁病が躁病であるためには、誇大観念が世俗的、此岸的な範囲に収まっている、という条件が必要である。宇宙的、超宇宙的な誇大観念は、もはや躁うつ病圏に属さないと考えてよさそうである。逆に、大きな数字ばかり出てくる、いわば量の誇大観念は、進行性麻痺をはじめとする、器質性のものを考えてその眼で見直すと意外なものが見えてくることがある。感情失禁に傾くのも、器質的なものの特徴で、その点以外にはほとんど内因性うつ病あるいは躁病そのものに近い症状の器質性脳障害の人もありうる。

最後に緊張と過覚醒を維持するために多弁となっている患者がある。何らかの形で睡眠障害があるが、本人が、眠っていられない、あるいは眠ってはならないと観念している場合が少なくない。これは反応性のものから前精神病状態まで色々ありうるが、侵襲性のある診断をあれこれやるよりもとにかく一旦眠ってもらって跡に何が残るか見ることのほうが診断的にも治療的にもよりよい実践的方向であると思う。

精神科は、臨床検査が少なく、心理検査の多くは微妙な時期には侵襲度が高く、また患者の協力が得られないと信頼性が低くなる。問題をかなり煮つめた上なら、diagnosis ex juvantibus（投薬して効き目で診断する）も止むを得ない。これがほとんど唯一の手段であることが実際には意外に多いと思う。昔からこれは最後の手段とされてきたけれども、なるほど慎重さも必要だが、職業的潔癖性のために大切な時機を失することも問題である。

同じ抗うつ剤を出しても精神科だと効くのはなぜかと内科医に聞かれたが、診察室が違うさ、とは、無床診療所長の友人大橋一恵氏の至言である。自殺念慮も話せる診察室に内科がなったら、内科でうつ病も治療できるようになってゆくだろうし、第一、内科の病気にもきっと良いだろう。

（「兵庫精神医療」二号、兵庫県臨床精神医学研究会、一九八一年）

（アルコール症、強迫症、てんかんなど他の病気についてのテープが失われてしまいましたので、うつ病中心という不体裁になってしまいました。なお、土居健郎先生はじめ、多くの方々との交友の中で自然にとりこまれたものが沢山含まれています。御海容下さい。）

＊プレオリジナルは精神科専門診療所医への講演のテープ記録の一部で、はからずも「兵庫精神医療」誌の「説き語りシリーズ」の第一回となった。

慢性アルコール中毒症への一接近法

慢性酒精《アルコール》中毒の治療は、ほかの精神疾患と違って早期発見が事実上ありえず、家庭面、社会面でさんざんこじれてから医師を訪れるためもあって、なかなかむずかしい。再発を反復する点、人格の低格化（脱核化 Entkernung といわれるのは外面は整い、浅い交際は如才なくやれるからである）を起こす点など、統合失調症と臨床的に似ている点もある。事実、統合失調症と同じくらい真剣に取り組む覚悟で臨まなければならぬ場合が少なくない。ソ連などいくつかの国では社会的に統合失調症以上の大問題とされている。

ここでは慢性酒精中毒専門の治療施設外で慢性酒精中毒専門医以外の医師が治療にあたる比較的軽症例への一接近法を述べる。

軽症例とは、(1)妻子友人が見放していない、(2)対人緊張、対人恐怖の緩和など、酒精耽溺の〝目的〟がまだ透見できる段階である、(3)ひとりでこっそり飲むのでなく、対人的な場の中で人と共に飲むことができる、(4)忍耐の必要な趣味を持っている、たとえばヘラ鮒つり、日曜大工、油絵など（車を超スピードで走らせるとか、猛犬猛魚を飼う趣味はプラスにならない)、⑸酒に好みがある(〝ビール党〟、特定の銘柄ファンなど)。その他同一化対象がある、——たとえばジャイアンツ・ファン——ということもポイントに加えてよいだろう。以上の反対はすべてマイナス要因と考えてよい。つまり、妻子友人がすべて見放し、一切の趣味がなく、飲むものもただアルコールであればよく、ひいきの力士も野球チームもなく、ひたすら、意識混濁をめざす場合である。これは、ハト派的にもタカ派的にも治療がむずかしい。心理テストや絵画も空々漠々たる反応であることが多い。こういう場合でも、意外な偶発事によって、彼の対人的パラメーターが変る場合がある。その場合、さきの五条件のいずれかが復活する。たとえば身体病が disguised blessing (不幸にみえる吉事)でありうるが、残念ながらいつもそうというわけではない。

なお振戦性せん妄など一過性の精神病状態はむしろ治療の好機と考える。これはしばしば末期的状態と考えられやすいので、一言しておく必要があるだろう。ここから治った人が少なくない。神が与えたもうた最後の好機である。タバコの害を説かれてタバコを止める人は少ないが、現実に狭心症を経験するとたいていの人が止めるのに似た機微か。

別に統合失調症、躁うつ病、てんかんなどの基礎疾患があって酒精耽溺に走っているかどうかは是非とも知る必要がある。この場合、原疾患の治療が有効だからである。

初診の時は以上の五、六点について本人、家族を問診し予後を判断する。そして治療契約を結ぶ。結ぶ前に本人に対しては「アルコールを飲むことが病気ではない。止められないのが病気である。何でもやりだしたら止められなくなるのは病気だ」といい、「どうやら君は酒が苦手なようだね」と述べる。「とんでもない、私は酒が大好きです」と患者は反論するだろうが、「止められなくなるのは苦手の証拠だ。だいたい、飲めない人は好きでも嫌いでもない、無関係なのだ」といい、ちょっと間をおいて「誰でも苦手なものが一つ二つあってもよいのだよ」とつぶやく。家族はだいたいこまり果てているのが普通だから、「本人が治るためにはどんなことでもしていただけますか」と問い、「はい」といったら「たいへんやさしくて誰でもできるが実際にやるのはむずかしいことを一つだけお願いします」という。「何でしょうか」といわれたら「本人に恥をかかせぬことです」と答え、「時には酒をやめて偉かったね、ということばも恥をかかせることになります」といい添える。「どうして?」ときかれたら「薬もほめことばも量がすぎれば毒になりますね」という。実際、患者は「おれはどうせ酒をやめるくらいしかほめられない人間さ」と辱しめを感じることが多い。これは必ず引き受ける前にとりつけるべき合意である。その他「退院したら引き取る」など、あたりまえの合意も、医者が患者を引き受けてしまってからあとでは効力がうすい。不都合なこと、治療の不愉快さも予め話しておく。

治療の原則を、私は次のように考えている。

（一）恥をかかせないこと。患者は一般に辱しめに敏感であると同時に、傷口に塩をすりこむように自虐的に恥にまみれることを求める。実際、家族とのそういうやりとりの果てに医者に来たのである。医者が傷口に塩をすりこまずそっといたわってくれることを、患者は敏感に感じとり、ひそかに感謝する。

（二）そのために慢性酒精中毒患者の持つユーモアの感覚をフルに利用する。初診の時から語調に軽み、ユーモアの感じを交えて話す。慢性酒精中毒患者の Galgenhumor（曳かれ者の小唄）は有名だが、それがブラック・ユーモアになり、not so black になることが治療の一つの標徴である。治療者は〝酒〟のかわりに〝米の汁〟といったり〝人類最古の安定剤〟（ただし副作用の大きいこと）といい、「私はアル中ですか」ときかれれば「ああ、米や麦の汁が苦手の人のことですね」とちょっと間をおいて答える。ちなみに、患者が〝アル中〟と自己規定することは何の益もないと私は思っている。だいたいがこれまでさんざん人にいわれてきたことだ。

（三）これに対して治療者のユーモアには〝患者に気持のよい思いがけなさ〟が一本通っている必要がある。慢性酒精中毒患者の家族や友人がこれまで本人にどんな忠告、脅迫、約束を押しつけてきたかを想像し、それを一切使わない。釘をさんざん打ち込まれた釘穴と同じくそれは役に立たない。一般に治療には不安を起こさせない快い驚きがなくては活きないので、人に言われてきたことを医者がいえば、患者は「この医者もまたか」と思うだけである。また、この患者は周囲の人物にどのようなことをいわれ、それにどう反応してきたかを思いめぐらすことは、治療的想像力の訓練として大事である。その上で、それを使用しないではずみのある会話を行うよう心がけるのが治療者の力の向上になる。ただし、ユーモアとしては初歩的なダジャレくらいでよい。

（四）しかし、患者になめられてはいけないので（第一、本人のためにならない）、患者の言葉は軽信せず、行動は信用するという原則に立つ。禁酒の誓いを治療者の前で熱烈にやってくれても「ああそうですか、それは結構」とそっけなく答えるにとどめる。私は面接の場で絵画療法や粘土造形をさせ、黙って受け取ることをよくやる。絵や粘土を使って嘘を吐くことは理論的にも実際にもできないからである。

（五）入院患者の場合、病院行事の実行委員や企画者には絶対にさせない。one of them というかヒラとして行動する体験が貴重なのである。彼らはとにかく役員に選ばれがちであるがそれがみのることはまずない。院内でこの形で自尊心を回復させてみても、それは身につかない。人を見下すことは、自分の自尊心の低さを苦く味わい直すことである。少なくともアルコール中毒の人はその程度に感受性がある。

（六）薬物には私はレボメプロマジンの少量（五～七五mg）を好む。緩和安定剤は一般に無効のようだ。肝機能に注意して可能な限りレボメプロマジンを使う。一説に目の前にあるものに対する自己抑制に伴う苛立ちには、この薬の少量がふしぎな効力を持つ。なお急性中毒には強力な肝庇護を行い、しばしばルシドリールなどの脳代謝改善剤を併用する。

（七）退院の時、「しばらくすると必ず君の友人か親戚の中で『どうしてあんなに好きなものを止めたのだ、一杯くらいいいじゃないか。そしてまた止めればよい』といって目の前で、さもうまそうに飲んでみせる者がでてくる」と告げる。そして「君も酒をやめた人をそういうふうにからかった覚えはないかね」とつぶやく。たいてい覚えがあるようだ。退院後しばらくすると「やっぱりいってきました、先生のいう通りでした」と報告にくることが多い。「君は？」、「その手は喰わぬとジュースですしをつまみましたよ」。こういう時も激賞せず「それはよかったね」とぼそりとつぶやいておく。「実は私もそういって飲ませたことがあります」という告白が出てくることもある。同様、退院の時、禁酒の誓いをしても激賞しない。ちょっと間をおいて「君がその気ならそれもいいでしょう」とさりげなくつぶやく。家族には例の〝ただ一つの約束〟の駄目を押す。

（八）退院後、夫婦仲がよくなって妻がみごもることは一般に良徴である。性衝動が亢進してこまると本人か妻が訴えることがよくあるが、よく聞くとノロケであることが多い。配偶者が本当にこまる時は一時的であると告げておく。患者が奇装をしたりヒゲをたてたりすることも少なくないが、家族には、これが良徴であることを告げる。「ヒゲをそれ」という周囲の圧力に抗する能力（剃髭圧力抵抗能力）と酒をのまずにいられる能力とは並行するようだ。まちがっても母親や妻が剃らせたりしないようにいう。これは端的な「去勢」に近い意味を持ちうる。

（九）外来では対人関係、とくに対人緊張に焦点をおき、はじめは「苦手な場面は避ける」、「イヤなことはあとまわしでよい」ことを方針とする。酒のことはこちらからきかない。きくとしても「ジュースでやってますか」というふうなきき方をする。「ジュース」ということばに一寸ふつうと違うアクセントをつければよい。相手が「はい」といってニヤッと笑ったらこちらも笑いかえす。

（十）飲酒の再開が家族から知らされても私は本人には知らん顔をする。そのかわり、身体診察を大袈裟な態度で行い、ものものしく採血し、時にはみた目に迫力のある量の注射をする（点滴じゃなくて）。これらを必ず主治医が自分でやる。注射しながらニヤッと笑う。患者はたいてい苦笑する。これで十分である。患者はおおむね「武士の情」と受け取るようだ。ただ対人緊張を最近高まらせている原因があるはずで、それをたずね、患者の力量範囲内での解決法を模索してゆく。薬物は相当長期用いつづける。職場と家庭の対人関係を状況的に把握しておく。職場では「憎めない人」となっていることが多い代りに、酒についてからかい、飲酒に誘い込む人が現れやすい。家庭では夫婦関係が第一の重要性を持つ。「あんたってダメね」と切って捨てる妻はそれが何ごとについてであれ、患者は実際に去勢されるような激痛を味わう。逆に、あくまで貞淑な妻も、患者に「道徳的敗北」をその都度味わわせ、妻の仮面をひんむいてやりたい衝動を覚えさせる。しかし、前述の五条件を満たしている場合は、付き添う妻がだんだん血色がよくなり、薄化粧をし、目元をほんのり赤くさせてくることもけっこうあって、夫婦の機微は仲々医者にわかり難いところがあるけれども、一般に医者が微笑してもよいだろう。さらにはっきり見立てようと思えば診察から帰る二人の後姿をみればよい。離れて歩いていたり、一方が他方に「先に帰って」ということもある。しかし、そっと腕を組んでいることもある。そんな忘れ難い光景もあった。その人の場合は十五年間再発せず、多分夫人がこの世にある限り再発しないだろう。

以上の方法は、完全禁酒を目的に据えないが、この微温的とみられる方法は、再発のたびに重症化しないし、したがって、再発のたびに同一効果をえるためにより強い圧力を患者に与えなくてよいという利点があろう。

なぜか、治療の終りにパイプを粘土でつくったり、本物をくれる患者がすくなくない。そして患者もパイプをとり出して火をつける。アメリカ先住民の族長同士の〝平和のパイプ〟という儀式を思わせる場面である。「私も男、あなたも……」ということだろうが、彼らのユーモアの一つの花だろう。気持よくくゆらし合って終るセッションになるが、次の回がもしあるとすれば、私はもらったパイプでなく、自分の愛用のパイプをもち出す。この辺の機微は何となくわかっていただけると思う。酒を贈られるうちは、まだまだである。医師を共犯者にしたい心の動きは、あってもふしぎでないことだ（私はその後禁煙して、こういうことはなくなった）。

（『精神神経科　診療二頁の秘訣』金原出版、一九七七年）

一九八二年追記

こう書いてくると家庭内暴行がアルコール中毒と似ていることに思い至る。第一に、ともに、最初の行為には意味があるが、どちらも次第に、いかなる種類のいかに些細な欲求不満も飲酒に暴力に走らせる。母ないし妻の去勢的態度と忍従的態度との併存が悪化因子であることも似ている。そして、慢性化してから医師を訪れる。恥を中心に病理がめぐることも似ている。どちらも内面的になることがほんとうはあまり上手でなく、言語表現も一本調子でうまくない。自分の身体にせよ、母や妻にせよ、貴重なものを破壊する倒錯的快感という、蟻地獄の中に陥りやすい。ともにすぐ「追いつめられた」と感じる。

そこでユーモアが、家族内暴行にも通じるかどうかが問題になるが、もっぱら予備校生を診ていた矢花芙美子氏に聞くと、思いの外通じるそうである。多分治療者は少しとぼけた味を出すのがよいだろう。同じ穴に釘を打つの愚は言うまでもない。少年の場合には、初期に母親の叱責が「一事が万事」式の叱り方であること、とくに現在の失策の時に過去の失策を次々に引き合いに出すこと、そして、考える時間を与えず、とにかく何が何でも凹ませようとすることが誘発因子である、という。異性への思慕は、たとえかなり幻想的であっても、この種の暴力から自力で離脱する力を与えるようである。同性間の友情も多少たすけになるだろう。ヒゲをたてたのが転機となったことをも思い出す。息子のオス性にハッと気づいて母子の距離があいて安定したわけだ。

しばしば反問されるので記すが、決して、社会階級の上層部を治療しての結論ではない。むしろ、上層部は治療が困難である。それはアルコール中毒でも家族内暴行でも変わらない。衰退してゆく階層、たとえば職人、炭鉱労働者などもやはり困難である。屈辱体験が深刻であるということだ。逆に酒への近づきやすさは、それほどは決定的でない。たとえば酒商、建築業など。一方、日本では地方によって、飲酒が規範的慣習の中にとり込まれている地方とそうでない地方（ウェット・カントリーとドライ・カントリーというべきか）の差が相当ある。私は、ウェット・カントリーで働いたことがないと付言しておきたい。ついでにいえば女子アルコール中毒治療の経験を欠いている。これは私が長らく男子病棟の医師だったことと関係している。

Ⅲ

病跡学と時代精神——江戸時代を例として

1

「病跡学」は、かの独自なヴァイマール時代、同時代人にとっては冴えない時代で、過去の栄光が探し求められ、ドイツにシーザー熱が起こった時代に天才研究として隆盛を極めた。このことには歴史的根拠があるだろう。第二次大戦後の中欧の病跡学がむしろ二流の風変わりな芸術家の発掘分析に重点を置くことに気づけば、両大戦間ドイツの精神的雰囲気が、これと対照的なものとして浮び上るだろう。

おなじく、「歴史心理学」も合衆国が歴史を求め出した第二次大戦後にかの国の知的公衆にひろく支持されるようになったという事情がある。

いずれの分析も接近の焦点は個人にある。たしかに軽々に時代あるいは時代精神自体の〝分析〟を企てることは慎むべきことだろう。

しかし、ひるがえってみれば、歴史的背景——時代精神——を識らないことも誤謬に導く途であり、この方がより発見しにくい誤謬であると言えるのではあるまいか。時代精神の相の下に個人を分析することは必須の前提条件である。

たとえばケインズのニュートン論以来、ニュートンの錬金術は彼を〝最後の魔術師〟と呼ばせる根拠となってきた。しかし、錬金術は十六世紀においては精神の内面的進歩を象徴するとされた、いや、より正確には錬金術の行為とその行為者の内面的進歩とは同一にして不可分であると観念された。これに対して、このバロック的錬金術観が即物的な物質変換の術に転化したのが十七世紀であり、ニュートンの錬金術も、その成果はともかく、この転回の線上にある。彼の物理学が〝近代的〟であり、逆に錬金術が〝中世的〟であるとは軽々に言えない。科学史家メイスンが科学者の成立を学者の伝統と職人の伝統との合流にみる時、ニュートンはその代表例となる（物理学の場合もニュートンは当時最優秀の天体望遠鏡製作の職人でもあり、実にそのことをもっとも誇りとしていた）。ケインズの所論はきわめて啓発的・衝撃的であり、実際に、発表当時まで十八世紀以来イギリス人たちがニュートンの錬金術を隠蔽しデータを危うく湮滅に帰そうとしていたことを思えば、ケインズの功績はさらに大きいものとなる。

しかし、ケインズが事態を「ニュートンの光と影」と捉えたのもケインズ自身の、卓越した理論経済学者にして巧みな投機師（現代の錬金術師！）、という二面性が影を投げかけている見方ではなかったか（経済学者にして有能な実際家は稀で、シュムペーターは第一次大戦後オーストリアの最も無能な大蔵大臣であったし、経済学者にして株式投機の天才であった例は最近までケインズの他に知らない)。いずれにせよ、歴史的把握力、歴史的感覚ともいうべきものと、個人への包括的分析力とが相俟って病跡学がはじめて反駁しがたい強さを持ちうると思われる。また、個人をとおしてその時代精神を垣間見せることも可能となるだろう。

2

私が江戸時代に関心を持ちはじめたのは、新しいことではない。幼少時の私は父母の実家がともに二百五十年以前の建物に住まっており、住居空間はもとより寝具什器に至るまで江戸時代そのものであって、とくに母の実家で休暇をすごすことが多かった私は、真夏なお涼しい座敷を、入念に仕上げられた置き物や食器を、遠くきしるつるべの音を親しいものに思ったが、同時に欄間や仏具あるいは屋根にみる江戸期のキッチュな装飾過剰や、文庫の和綴本の冗長な文章等々をいくらかうとましく感じた。そして青年期以後の体験は、江戸時代がきわめて焦点の当てにくい、いわば中間距離にある時代であることを教えた。

これは私個人の事情のみではないだろう。明治初年、わが仏教学がフランスの仏教研究に触発されて更新の契機を把んだごとく、江戸時代への今日の盛んな関心は、第二次大戦後の英米歴史学者の研究による刺激に負うところが少なくない。私が執着性気質との関連において二宮尊徳を論じたのもハーヴァードやカリフォルニアの研究者たちとの討論を経てであった。

3

二宮尊徳をめぐる考察によって得た一つの結論は、江戸時代の倫理は、士農工商の各階層ごとにひとまず分けて考えねばならないことであった。

江戸時代の農民階級についてはすでに二宮尊徳を主題としてある程度論じえたと思う。重税を課されていたとはいえ、「法の支配」は、先行する戦乱の世に対比する時、相対的に安定した計算可能性を与えたのであって、滲透する貨幣経済に当時世界にも抽ん出た識字記録計算能力によって対抗した。時には一村一地方が挙げて新企業に乗り出している。これは興味深いことに、江戸初期に山地民が平地へと進出してつくった集落に発するものが多い。一方残った山地民も全国的に農具とくに編まれた農具の供給役を近代まで果たしつづける。一村一地方の、この種の〝核爆発〟の例は少なくない。滋賀県近江八幡に今日の大商社の大部分が淵源するごとき、当麻寺旧荘園の一寒村から近代大製薬業のほとんどすべてが発祥したごとき、能登半島人がなお東京の公衆浴場主の八、九割を占めるごとき。皆、今に生きる江戸時代からの遺産である。

おおよそ元禄期を境にして室町＝安土桃山以来の大商人たちは、劇的な「淀屋のお取り潰し」をはじめ、次々と没落するか、廃業していった。タイランド湾における日本商船隊とイギリス海軍の接触、それにつづく家光の（賢明な）官僚たちによる日本船隊撤退命令から鎖国に至る事情には似通うものがあった。江戸中期以降の都市商人は「近江屋」「越後屋」などの屋号にみるごとく、農民の転化したものであり、その勤倹の倫理を持ちつづけた。投機は法としても倫理としても負の価値を持ち成功した場合も非難された。

象徴的なのは、北前貿易における船隊の行動である。悪天を避けて避難港に集結した和船隊は必ず一斉に出航した。船頭は今も各地の地名に残る日和山《ひよりやま》で天候を見張っていたが、一人の船頭の判断による単独出航はもしそれが裏目に出ればきびしく罰せられた。成功した場合もいちじるしくは讃えられなかった。一斉出航はこれに反して、一斉難破に結果しても人知の及ばざるところとして免責された。これは隣りが何を植えるかを横目でみながら、大きくは外れず隣りよりも少しく得るところの多からんことを願う「隣り百姓」の論理であり、倫理である。いかに紀伊國屋文左衛門が例外視されたかの裏面でもある。

しかし、東南アジア貿易の過去は拭い去られたのではなかった。前近代の日本商船隊は世界を周航することはついになかった。しかし年に一度泰西のゴブラン織りに美々しく飾られた〝船隊〟が京の街区を周航した。いな今日まで周航をやめないことは、祇園祭りの舟形に見るとおりである。「京の富は海上にあり」といわれ、堺をしのぐ海外貿易都市であった室町＝安土桃山時代の京都のはるかな残映であり、象徴的行為である。二百五十年の平和は、この象徴行為を以て満足させるかに見えた。しかしそうではなかった。日本商人の見果てぬ夢は、開国後わが幕府の遣西使節が至るところに日本商品がすでに輸出されているのを発見して驚嘆する事実にも、京都が率先して近代科学設備を採用したことにも仄見される（東京がなお馬車鉄道だった時、京都は電気市街鉄道網を発展させていた。北陸の米は江戸期すでに連水運搬によって京大坂に運ばれていたが、京をバイパスする江戸期の山科六地蔵ルートに代わって、疏水のトンネル内を曳舟にのせて運ばれ、最後にインクラインによって舟は鴨川沿いの運河に浮かべられ、京の市内を淀川に向かった。運河は最初の水力発電を行っていた）。

一八五三年黒船来航の年は岩波版『近代日本総合年表』の第一ページであるが、この来航の衝撃は各階層によって大いに異なっていたことに注意しなければならない。商人層は開港と同時に生糸、漆器などの販路拡大を熱烈に追求したのであって、それは明治維新以前のパリに日本趣味を発足させるほどのものであった。マネもマラルメもこれなくしては考えにくい。商人は江戸時代を通じて、折にふれての御用金を課せられていたとはいえ、〝神君以来の御定法〟によって徴税の対象外であり、とくに畿内の町人は暦学者麻田剛立の例にみるごとく傑出した学者町人や無数の文人を生んだ。さもなくとも、豪商の教養と洗練は武士をしのぎ、彼らの文庫は漢籍（時には蘭籍）に満ちていた。私の幼少時の体験の一つは半農半商の母の実家の文化的充実、とくに老荘から魯迅までの厖大な和漢洋の蔵書と蘭癖（西洋かぶれ）であり、それは関西士族の父の実家の物質的豊富と文化的貧困とにきわめて対照的であった。そして商業を正当化する倫理の建設がくり返し試みられた（今日なお懐徳堂は存在し、そこで講義する機会を与えられることは関西の学者の以て名誉とするところである）。

農民は開国に伴う外国の低額農産物の流入によって、開国以前に営々と開拓した、貨幣経済の滲透に対処する換金作物が無価値化することをくり返し味わわされた。綿が、麻が、藍が、砂糖が、菜種が次々にわが国から姿を消した。それは今日までつづいている。国産の大豆やレモンが消滅したのは僅々二十年以内である。佐賀平野の麦秋はもはや他地方の農民の大多数には珍しいものに映る。しかし「立て直し」の倫理に拠る農民は、この〝エスカレーターを逆向きに走るがごときテスト〟に耐えとおしてきた。明治以後の相当期間かえって重くなった地租にもかかわらず、さらに、大戦後の農林（水産）省の猫の目のように変わる作物指導にもかかわらず。このような農民が他のどこに求められるだろうか。今や彼らは、グレープフルーツをみのらせ、キウイをつくり、朝鮮人参を栽培している。しかし、私は思う、彼らの倫理はなお立て直しの倫理である、と。そしてくずされては立て直してきたのが、山間や扇状地から沖積平野に進出して以来の彼らの四百年である、と。

4

では武士階級は？　江戸時代における武士ほど独特な、奇妙な存在はない。彼らは、支配階級であった。約八十万と推定される彼らは、支配の根拠を彼らの独占する「武」に置いていた。しかし、いかなる「武」であったか。なるほど彼らは過去において武を以て天下を統一した徳川《とくせん》家に加担した武人の子孫であった。彼らのよりどころはその日々怠ってはならないとされる武道の修練にあり、また武士にふさわしい挙措動作にあった。彼らは常住座臥、たえざる内的緊張を強いられた。雨が降っても駆け出すはおろか軒先に寄ってもならなかった。つねに道の中央を闊歩し、十字路では中央で直角に曲らなければならなかった。

しかし、このいささか真剣にすぎて滑稽なまでの修練と緊張は、何のためであったか。「一朝有事」とは彼らの全く想像外の事態であった。江戸期二百五十年間の何世代かの武士の大部分は一度も武を行うことなく世を去っていった。世襲制の軍隊とはおそらく機能しえない代物である。同じ身分であるからといって老若壮幼の混成部隊を誰が指揮しうるだろう。彼らはなるほどある状況においては刀を以て、自らのあるいは自らの家の名誉を守らねばならなかった。しかし、刃傷事件は必ずきびしく詮議された。一言にしていえば、彼らは刀を抜く一瞬、自らと家族、家系の運命がその行為にかかっていることを意識しなければならなかった。

彼らは秀吉以来の城下町集中によって、土地というかつての存在基盤から切り離されていた。檀家制度（布教の禁止）によって宗教的基盤からも切り離されていた。階層内における上昇可能性はとぼしく、主君の寵愛によって昇進した者には主君の死後に殉死はまだしもであって、しばしば処罰せられ、切腹、一家離散などの悲惨な運命を覚悟しなければならなかった。各藩の政府は建前は武を尊重し奨励したが、内実は武士、とくに武芸以外に能力を持たない武士の減少を折にふれて企てていた。彼らは全体として非能率な官僚集団をつくり、ごく少数のすぐれた能率を示す官僚に支えられていた。しかしこのような有能な官僚は、しばしば君側の奸として攻撃される危険があった。

要するに江戸期を通じて武士階級にはつねに薄氷感があり、深い去勢感情が存在したとみてよいであろう。鎖国下に最下層階級におとしめられ、一見もっとも去勢されたかにみえた商人階級がそうでなかったのと好対照である。その証拠の一つは、黒船襲来後の尊攘運動である。地獄の釜の蓋が開いたごとき殺し合いは、西南戦争（一八七七年）まで四半世紀にわたって続いた。この間殺害された外国人は数えうる程の少数である。これは奇妙な特徴である。階級の自己破壊ともいうべく主目標は自己階級内部に指向された。攘夷は、ほぼ同時代のインドにおけるセポイの反乱はもちろん、外国恐怖の最大契機となったアヘン戦争における「平英団」ほども実行されなかった。植民地化されなかった理由の一つである。攘夷にほとんど成功したのは大韓帝国である。ただ日本に対してのみ不成功だったたのは服部之総の教えるごとくであろう。他の理由の一つは、日本がアヘン戦争によって強く警告されたこと、セポイの乱のためにイギリスにインドを含む植民地放棄論が出たことである（バートランド・ラッセルの祖父ラッセル外相は薩英戦争に鹿児島を焼夷攻撃したイギリス東洋艦隊の行動を是認せず、議会にも非難の発言があった）。われわれはその独立を中国とインドの犠牲に負うている。あと、ロシア、フランス、イギリス、イタリアのクリミア戦争参加とアメリカの南北戦争という幸運があった。尊皇については重臣らの言うことをきかぬと「もとの身分にお戻ししますよ」との西郷の明治天皇脅迫（『自由党史』）がある。王政復古は今日ならば原理主義者といわれるであろう玉松操らの慷慨をよそに忘れられた。少なくとも二十世紀後半イランにおけるホメイニ神政政治のごときものからは程遠いものであった。

江戸期の公認漢学である宋の朱子学は、江戸期武士の心理によく適合している。宋代は、士大夫階級が北方の騎馬民族に圧迫されて次第に江南の地へ王朝とともに移り、土地と切り離されてもっぱら朝廷に寄生するデラシネとなった時代である。それと「忠」という徳目の、儒教としては例外的な重視は無関係でないと思われる。しかも、この「根こぎされた支配階級」の論理は、行動の論理よりは自己抑制の論理、さらには型の論理と転化していった。宋において以上にわが武士道において然りであった。幕末における武士階級の自己抑制、挙措進退の見事さは接触した外国人を瞠目させている。それはヴィクトリア時代人の倫理感覚を刺激するだけの見事さがあった。一方積極的行動の倫理としては武士道は形骸化していたといわざるを得ない。維新戦争において精強な武士団として闘いえたのは会津藩士と薩摩藩士のみであった。会津藩だけが風化されぬ武を純粋培養しつづけてきた。薩摩藩だけが武士を去勢せず、江戸時代以前の荒々しさに置いていた。しかも一方、琉球の植民地経営によって経験と富をたくわえていた。

5

われわれはここで、大石良雄を例としてとりあげてみたい。四十七士（実は四十六士）の行動は、実に事件が少なかった江戸時代を通じてくり返し語られ、演劇化されて武士道の亀鑑とされた。

しかし通説によってもこの事件およびそれに際しての大石らの行動にはいくつも不思議な点がある。

赤穂浪士の物語には虚構が多く入りこんでいてわかりにくい。しかし、浅野内匠頭の吉良上野介への殿中での刃傷の理由が、かりに進物の有無に関係していたとすれば、内匠頭を追いつめたものは上野介だけではなかったはずである。この種の事柄（進物であろうと一説にいう製塩の秘密であろうと）を藩主がみずからの意志によって決定することは幕藩体制ではありえない。それは高々江戸詰家老の裁量する問題である。もし内匠頭の家来たちが、そのような贈与を無価値な行為としたとするならば、それは、製塩業という藩営事業によって公称石高の三倍を得ていた内福なこの藩のテクノクラートたちの価値観の問題でしかありえない。赤穂の製塩は、当然、藩の経済テクノクラートたちに元禄期の京大坂の町人たちとの接触をもたらす。大石良雄の祇園における遊興がいかなる能力を前提にして可能であったかを少し考えてみればよい。祇園で豪遊するための必要条件はごく最近までそうであったように、財力や社会的地位では決してない。挙措動作の末に至るまで町人文化の洗練を身につけている「粋」な人間であることが必要であって、大石がそのような人間として通用しえたのは、おそらく、藩営事業を通じて、京大坂の町人たちと往来し、双方が同一の文化、同一の価値観を分かち持つ域に達していたためであろう。

これはきわめて合理主義的な価値観であったと私は思う。江戸期の武士道から言えばことの成否は二の次であって、美々しい鎧具足に身を固めて吉良屋敷に討ち入ることがその価値観から導出されるやり方であるべきだ。しかし、大石は敏活な行動にきわめて適した大名火消の服装を採用している（普段着のまま参加したものもあったらしい）。これが多人数の武装通行を可能にする策であるという説も、合理主義的・方法的に決定されたという仮説を強化するのみである。そして有名な、周到きわまる事前調査と、それにもとづく、パーフェクト・ゲーム的な討ち入り。はるかに百七十余年後、神籤によって決行の日時を定め鎧具足に身を固めて熊本鎮台襲撃を行ったのが神風連である。両者を対比する時、大石らの合理主義的価値観はさらにおどろくべきものといえよう。大石は、決行後身柄をあずかった細川家の厚遇に対する礼として、決してみずからの刀でもその他の武士を象徴する何ものでもなく、「貴藩にはハゼの木の殖産が適している」という助言を贈っている。この経済テクノクラートにとって何が最も重要であったかという、彼の価値観を如実に示す挿話といえるだろう。そして今日に至るまで秋の熊本平野はハゼの紅葉が美しい。

おそらく、大石は主君の事件を耳にして、藩営企業の越え難い限界を痛いほど知らされたに違いない。(注1) そして、いかに京大坂の大町人と価値観の共通な面があったとはいえ、正念場においては武士として行動しなければならない「境界人」としての自らの立脚点を意識したであろう。それがお家再興を狙ったものであろうと、吉良家への処罰を願ってのことであろうと、藩士の就職運動であろうと(いずれの目的も部分的に実現したが)、彼の行ったことが合理的見地から完璧な軍事的ショウダウンであったことだけはまちがいない。この完璧性は小規模とはいえ江戸期を通じてはもちろん、近代のクーデターにも稀有な質のものである。二・二六事件と対比してもよい。そう、二・二六事件には「正念場で萎えがち」な昭和の「武」の特質がすでに現れている。ついに宮城内に入った一将校がなすところなく出てくる時、彼にはクーデターを行っているという意識すらはっきりしていなかったとしか思えない。しかし大石はまったく違った。とにかく、一七〇二年の一事件が自己規律としての武士道と合理的行動の原理としての江戸前期町人の倫理との接点においてのみ成立しえたものであったことは言ってもよいであろう。

6

大石良雄とともにわれわれは江戸期の武士の倫理の生成期にある、そして他の階層との接点において生じた行動の特異性をみた。次にわれわれは、その終末期、明治における一つの卓抜な形態をみることとしよう。

森鷗外は武士の出ではなく藩医の家柄である。すなわち、すでに「境界人」である。そしてその属する津和野藩は第二次長州戦争において真っ先に長州に降伏した。以後の鷗外の伝記は周知のとおりであるから省く。

鷗外の作品は鷗外山脈ともいわれ、その代表作についてはあらゆる見解がある。私は、彼の一生を集約するものとして、詩「沙羅の木」を挙げたいと思う。

褐《かち》色の根府《ねぶ》川《がは》石に
白き花はたと落ちたり
ありしとも青葉がくれに
みえざりし、沙羅《さら》の木の花

この詩は鷗外の全詩の中でも例外的に緊密な構成を持っている。第一、第三行末の

「に」、一、二、三行末と四行前半のI音の押韻はよく響く効果的なものであるが、音楽的にもそれだけではない。「白き花はたと」「ありしとも青葉がくれに」に代表される頭韻 alliteration はいずれも前行末尾を承けている。「石に」→「白き」「たり」→「あり」（しとも）。さらに暗く弛んだ、湿った音の奇数行と、明るく、張りつめて乾いた音の偶数行。これらの美は交錯して、日本詩の中で稀有な全き音楽性を持っている。彼は、それゆえにこそ詩集全体の題に同じ名を選んだのであろう。沙羅の木はわが国ではナツツバキであり、七月に咲く森の花である。

ところで芥川にも同一の花に託した詩がある。

またたちかへる水無月《みなづき》の
歎きを誰に語るべき。
沙羅のみづ枝に花咲けば
かなしき人の眼ぞみゆる。

これは明らかに悼みの歌である。彼自身、これを失恋の歌であると明言している。一年前の男女共通の記憶を喚起する沙羅の花は還らざる恋への悼みを蘇らせる。その行末の並びと七五調とは相俟って、ある苛立ちを読む者に伝える。鷗外の詩とちがって音とイメージと意味の照応の森（ボードレール）はここにはない。白いナツツバキの花と恋人の眼をつなぐものは、芥川の個人的体験のみであって、それを承認しなければ、すべては空しい。ナツツバキの花と眼のイメージは唐突であり、戸惑うのみである。これは連作の一つであるが、他のものでは詩的完成はさらに低く、断ち難い未練はさらに露わである。

では鷗外の沙羅の木は？　これもまた悼みの詩、喪の詩であると私は考える。その了解は一筋縄にはゆかないかもしれない。しかし、これがボードレールの詩句の巧みな換骨奪胎であることに気付いた人があれば、おのずと事は違ってくる。日本語のみごとな定型詩であり、中国の五言絶句を彷彿とさせる。たしかに各行は、それぞれ起承転結を構成しているであろう。しかも同時にそれは『悪の華』の「不運」の最後節のほとんど正確な意訳である。

（拙訳）
かくも重き荷　挙ぐるには
シジフォスの士気なかりせば。
なすべきをわれは心に抱けども
芸ながく時は短し。

名を挙げし人の奥津城《おくつき》遠み
ただひとつ離《さか》りし墓地めざしつつ
タンバリンのごと、わが心
搏つかなや、死への歩みを。

忘却と闇に埋れて
——鶴嘴《つるはし》も探針《さぐり》も入らぬ
眠る宝石《いし》、いと多し。

口惜《くちお》しや、秘密のごとく
甘き香を深き孤独に
放つ花あまりに多し。

小倉退隠時代という鷗外の失意の時に彼はボードレールと仏典に親しんだとある。これは一つの鍵である。もう一つの鍵は沙羅の木にあると私は思う。鷗外の家には沙羅の木が一本あり、彼はその花をいたく賞《め》でたという。伝説によれば死去の年その木はひときわ多くの花をつけたといわれる。

しかし、もう少し文学的脇道をしよう。というのはエリオットT.S. Eliotも指摘するごとく、いやガルニエ版の『悪の華』にすでに注記されているとおり、ボードレールの後半六行も、トマス・グレイThomas Grayの『墓畔の哀歌』Elegy Written in a Country Church-Yardの一句の本歌取りである。すなわち、その一スタンザは、

Full many a gem of purest ray serene
The dark unfathom'd caves of ocean bear:
Full many a flower is born to blush unseen,
And wastes its sweetness on the desert air.

この詩は新体詩抄に訳があるが、その鈍重な邦訳が鷗外を触発したとは思い難い。やはり『悪の華』であろう。本歌取りされやすいのか、ボードレールの「不運」の第三節は、マラルメの「エロディヤード」の中でも絶唱とされる部分の本歌ともなっている。

（拙訳）
しかり、われは不毛の女、わが咲くはただ、ただ、わがため。
知らざるや、底ひなく、まばゆく目くらむ叡智の深淵《ふち》に

埋《うも》れある紫水晶《アメシスト》の園なるわれぞ。
創世のままなる大地《つち》の、暗き眠りの下に
その原初なる光を堅く守る、人知らぬ黄金《こがね》ぞ、われは。

埋れた宝石あるいは人知れぬ森の花に託して、グレイはついに世に花開かざりし、埋れ朽ちた天才を悼み、ボードレールは、自らの才の認められざるを悼み、マラルメはいわば居直る（ナルシシズムの絶唱ともいえよう）。では鷗外は？　おそらく、鷗外は、日露戦争における戦死を予感してこの詩を記したのではないだろうか。自らへの悼みの詩である。現に根府川石は墓碑銘に使われる石であり、褐色は（当時日本陸軍の制服は黒からカーキ色に変わりつつあった）戦場の色を思わせる。〝満洲〟の土の色でもよい。そこに白き一輪の花の落花。これは自然に軍人としての死のイメージを喚起する。無垢なる白であり、いさぎよい落花である。しかし、軍人としてはどうか？　椿は江戸以来、首が落ちるのに似た落花の様を忌んで武士の植えない花であった（逆にその怯懦を忌んで椿を紋様にし至る処を椿のデザインで飾った武士もあった）。沙羅の木は夏椿である。椿として武人の死を連想させる（「はたと落ちたり」）。しかし鷗外が武人でなく医官である如く、夏椿は椿に似て椿ではない。それは季節外れの花であるだけではない。椿が群がって咲き群がって散るのとは異なり、夏椿は森の中に孤独な樹としてそびえ、花は一輪咲いては一輪散る。

集団の死ではなく孤独の死、さらに非時の死である（この非時という意味は単に戦闘者でない医官というだけではないだろう。ヨーロッパ的教養を持ち、おそらくロシア軍の中にむしろ共に文学を談ずる士を見出しうるであろう人の孤独であり、まだ自分の仕事をなしおえていない人間の非業の死であるだろう）。そして夏椿は、わが国では沙羅の木に比定される。日本人には「平家物語」の冒頭を直ちに連想させ、この軍記では二つの軍事集団の栄光（源平でもあるが眼前の日露でもあろう）のはかなさの象徴である。しかし、また、鷗外は仏説の沙羅の木が単にこの種のはかなさの象徴でないことを知っていたであろう（ボードレールと仏典を研究していた小倉時代を想起されたい）。仏伝は次のように述べる。仏陀は、自らの肉体の死を予感された時、蔭深き沙羅の木の下に身を横たえられた。仏陀のおられる四隅にはそれぞれ一対の沙羅の大樹があった。大樹の一本は栄え一本は枯れていた。枯れている一本は釈迦族を現わし、栄えている一本はシャカ族を滅ぼしたコーサラ族を表すと仏陀伝説はいう。仏陀が涅槃に入られた時、沙羅の木は一斉に花を咲かせた。それは非時の白い花を一時に示したのである。次に四対の沙羅の木は枝をくみ合せて一つとなり、仏陀の横たわる上を覆い尽し、一度に白変し枯れたという。仏伝によれば、これはシャカとコーサラ、興る者と亡びる者、東と西、北と南の融和合一であるという。鷗外は東西の合一を軽々に口にする人でなかった。しかし、その子女にいささか奇矯と思える欧名を付していることも見過せない。シャカ族とコーサラ族の関係は津和野藩とその西の強大な長州藩、そして今陸軍の中核であるその出身者に比定できなくもない。このきわめてポピュラーな（現代では広辞苑にも載っている）仏説を鷗外が知らなかったとは考えにくい。とすれば、詩の背後に、対立するもの、葛藤の合一と成全の主題が揺曳しているであろう。

しかし、所詮、夏椿は沙羅の木ではない。日本の夏の爽やかさを感覚させる花である。この花を鷗外が身近に鍾愛していたことはすでに述べた。それは、鷗外の好んだであろう、一輪ずつ咲き落ちるという孤独な花であるだけではない。「森」の奥深く育ち、しかもその幹や枝や葉ではそれと知ることはむつかしい。サルスベリの別名のごとく、百日紅などいくつかの樹とまぎらわしい（百日紅も群がって咲く花であり、しかもすがれてなお枝に残る）。しかも夏椿は独立樹であり、樹林をなすことなく、多くの他種の樹々にまぎれてひっそり立っている。いっせいに花咲く樹でもなく、開花期に樹冠を仰ぎみてさえ、それと見分けがたい。ただ、一輪の落花をみて人ははじめて森に知られざりし（「ありしとも青葉がくれに」）沙羅の木の存在を知るのである。五七調と精密な音のモデュレーション（転調）と「云い切り」、体言止めの示す、この墓碑銘的静謐。「森」の主題と森林太郎の名との符合や鷗外がデビュー以来毀誉褒貶のただ中にあったことへの鬱憤はもはや蛇足であろう。私にはボードレールをしのぐ詩のように思われる。これは「あまたの花」よりも「一輪」に感動するわれわれのさがであろうか。

かつて、この詩に「甘え」（土居）のあるか否かが議論になった。「おのれを識るほどの人には知られたい」という意はあるだろう。森林太郎は、何も手がかりを与えない茫々と暗い森ではなかった。

現実には彼は戦死せず、長い沈黙ののちに散文詩『盃』を以て文に還る。そこにはフランス語で「私の盃は小さくとも私は私の盃で飲む」決意がくりかえし語られる。

彼の文章は次第に自己抑制を強め、後世、その意味での範例とされる。彼はついに白い花を語ったであろうか。「夏椿の花」を唯一の鍵として「森」の真奥の秘密（それは言詮を絶したものでありうるが(注2)）を抱いて世を去ったことが彼の最大の自己規律だったかもしれない。

私は江戸期武士のエートスを、ともに境界人である初期の大石良雄の行動と、晩期の森鷗外のおそらくは生涯を要約しうる一詩の分析とによって示そうとした。このエートスがその純粋形態においては、自己抑制の倫理であっても行動の倫理でありえないことを少なくとも逆照射的に示唆しえたとすれば小論の目的としては十分である。

（「日本病跡学雑誌」一六号、日本病跡学会、一九七八年）

注

（注1）　主君を追いつめたのは彼らでもあった。内匠頭は江戸期の君主として「よきにはから

え」といかなる進言にも答えたであろう。

（注2）これはエルザに象徴される西欧の「無垢なる少女」の神話の毒に青年期において触れたことと関係しうる（子女への欧名！）。この神話が魔女狩りの残映であること、あたかもわが「近代的自我」の神話が武士の去勢感情（それは黒船の衝撃でにわかに顕在化した）の二十世紀版のごとくなるは別の機会に述べる（『分裂《ママ》病と人類』第三章参照、東京大学出版会、一九八二年）。なお、本研究の一部はハーヴァード・エンチン財団の援助によって行われた。）

参考書（初出当時のままとする）

田原嗣郎『赤穂四十六士論』吉川弘文館、一九七八年。
富士川英郎『西東詩話』玉川大学出版部、一九七四年。
岡崎義恵『森鷗外と夏目漱石』宝文館出版、一九七三年。
吉野俊彦『森鷗外私論』毎日新聞社、一九七二年。
吉野俊彦『森鷗外私論・続』毎日新聞社、一九七四年。
吉野俊彦『あきらめの哲学―森鷗外』ＰＨＰ研究所、一九七八年。

文庫版付記

執着（性）気質が下田によってうつ病の病前性格とされた時代があった。その時代に、私は、元来、美徳とされたものが時代と合わなくなって躁うつ病の病前性格となるのだろうと考えた。

また、執着性気質は再建の倫理であると考え、再建成った後を考えない通俗道徳は、躁的時代を招くのではないかと考えた。事実、田中角栄による「列島改造計画」の時代となったのである。「病跡学と時代精神」はこれに対して武士道をとりあげようとした。東京大学出版会から出ている『分裂《ママ》病と人類』と対をなす一文である。

病跡学の可能性

1　はじめに

病跡学はそれ自体境界的な学律である精神医学の、そのまた境界的な活動というべきである。日常臨床の重い靴を脱いでの精神科医のしばしの舞踊である。しかしそれが生き生きとした臨床への関心を再活性化するなら有益なことだ。とくに慢性患者を相手にしている時、何十年にわたって生き生きとした関心を持ちつづけるのには必ず何らかの工夫が要る。精神科医の精神衛生に対する効用があるということだが、それにとどまらず一般に境界的なものが中心を支えていることは、文化の領域においては広く見られる現象である。おそらく臨床の中から汲み上げたところを病跡学に語らしめるということも少なくないだろう。われわれは、そこでは、重い禁欲や拘束から幾分自由になる。

病跡学には大学人と並んで、いや、いっそう病院長や勤務医の活動が盛んであるのも、以上の点と関係があると思われる。

2 「天才」概念の起源について

「天才」概念は、ヨーロッパにおける神の退潮と交替して次第に高められた。天才の西欧語ゲニウス Genius は氏神クラスの低い位階のローマの神であり、それは長くその地位にとどまっていた。もともとはエトルリアの神であったともいう。ラールス larus が家に住まうようにゲニウスはしばしば土地に巣食うものであった。ゲニウス・ロキ genius loci といえば「土地の気風」である。

魔女狩りの時代にはゲニウスは息をひそめていた。この時代は同時にルネサンスの終焉期であるのだが、ルネサンスが讃美したのは「ウォーモ・ヴィルトゥオーソ」uomo virtuoso で、これはあくまで地上的な「力量の人」だった。virtù はしばしば「徳」と訳されるが、端的に「薬の効き目」なのであり、薬種商出身の Medici 家の活躍した時代には、「徳」のような超自我との関係を持たなかった。

一六八五年から一七一五年に至る、ポール・アザール Paul Hazard のいわゆる「ヨーロッパ意識の分利的解熱期」になると、ヨーロッパ人はにわかに外向的となり、天才概念がにわかに高められたのもこの時代である。それはどうやらこの時代の「イギリス崇拝」と無関係でないらしい。

もっとも正確な記録が残っているためにイギリスの魔女狩りは研究書にもっとも詳しい

が、魔女狩りがもっともふるわなかったのがこの島国である。それどころか魔女が代表的な文学作品に登場する唯一の国である。シェイクスピアの初期の『真夏の夜の夢』から晩年の『あらし』まで。これは『神曲』にも『ドン・キホーテ』にも、むろんラシーヌ、コルネーユにもおおよそないことだ（『ファウスト』の魔女たちはむしろシェイクスピアの魔女の子孫である。ゲーテはシェイクスピア讃美者であった。原ファウスト、土俗ファウスト伝説と溯るほど、魔女は影を潜める）。

十八世紀ヨーロッパ大陸のイギリス崇拝者には、ヴォルテールの『イギリス書簡』にみるように、かくれた自国批判という面が少なくない。しかし、それだけでなくヴォルテールによってニュートンは今日の像と大いに異なって、デカルトに対し勝ち誇るライヴァルの哲学者として至上の高みに上げられた。デカルトの国の第一級の哲学者がいうのだからこれほど確かなことはない。イギリス本国においても、ニュートンの「最後の錬金術師」的側面（ケインズ）は忘れられ、ついで意識的に隠蔽された。詩人ポープのニュートン讃とともに、ニュートンはほとんど「光あれ」とのたまう神の地位を窺うに至る。

この時代は、今日ならば万人が持っているとされるものが傑出人にしか所持を許されなかった時代である。天才だけではない。性格 character も然りであり、人格 personality も同じであった。ドイツ語の人格 Persönlichkeit はほとんど〝完璧な人格〟の意味であり、そうでなければゲーテの『西東詩集』の一詩「征服者も人民も奴隷も／いつの世にもその心のうちを披瀝すれば／なべて地上の子の最高の幸福は／Persönlichkeit（人格の完成）の他なしという」は理解できないだろう。

しかし、〝キャラクター〟や〝パーソナリティ〟が〝民主化〟されたのに「天才」はそうはならなかった。それはなぜだろう。聖書の代わりに次第に哲学や文学が人生のガイドとなったからだろうか。科学的真理が元来宗教のものであった真理の座を奪ったからだろうか。シェイクスピアもニュートンも「天才」の栄誉は本人のあずかり知らぬ死後のことである。しかしゲーテは生前すでに天才として月桂冠を戴いていた。

とくにドイツにおいては、民族的フラストレーションが加わって天才崇拝となったことはまずまちがいない。分裂国家時代の「疾風怒濤」、ナポレオン戦役後の「ロマンティーク」。ワイマール時代の「英雄崇拝」（とくにカエサルが讃美されたという）。もっともこの現象はドイツに限らない。ナポレオン戦後のフランスのロマン派、イタリアのレオパルディ。米西戦争敗戦後のスペインの「一八九八年世代」。デンマークでもプロシャ相手の敗戦後にこの現象がみられるようである。逆にこのようなフラストレーションを、三世紀にわたって知らなかったイギリスは「天才」の輸出国となった。シェイクスピアを本国イギリスよりも読みこんでいることはドイツとロシアの誇りとなった。シュレーゲル兄弟の独訳は三世紀前のアミヨの『プルターク英雄伝』仏訳がフランス人とイギリス人（英語への重訳を通して）に持ったと同じ意味をドイツ人に対して持つ。そして十九世紀のバイロンが天才崇拝の満潮時を告げる。バイロン崇拝は第一にイギリス国外の現象である。ただアメリカだけがほとんど一貫して〝非民主的〟な「天才」を拒みつづける。時に「われわれはまだダ・ヴィンチもデカルトもニュートンも生んでいない」との低い呟きが聞こえるにせよ。

日本においては「天才」は輸入概念である。それはおそらく「維新に遅れて来た青年たち」の非政治化された第二世代に始まる。「近代的自我」のもの狂おしい追求を始めたのも彼らの世代である。「近代的自我」とは何だろう。ヨーロッパにおいては稀語であり、私はリヒァルト・デーメルの一用例しか知らない。しかし、近代日本人にとっては、欧米人がほとんど生得的に持ち合わせ、わが国民が生涯を賭けての追求ののちについに断念せざるを得ないものであった。石川啄木、白樺派の人々、小林秀雄から加藤周一、森有正までその系譜は長い。一九四〇年代以後生まれの知識層とともに、この追求の系譜は途絶えたように見えるが、まだわからない。

この「近代的自我」の追求と「天才」の登場との関係は、近代日本文学史の一つの地下水脈であろう。しばしば「天才」は地方出身の知的で野心的な、しかし挫折につねに脅える青年が、自らの中にもの狂おしく探るものであった。それは、いくぶん、近代的自我を問う東京生れの知識人との対照をなすごとくであった。近代的自我と違って「天才」は追求の対象にならず、追求されることの原理的に不能なものである。そして近代において

(日本だけに限らず、とくにフランスに著しいが)地方がひそかに中央に養分を補給し、補完する、その一環として天才は主に地方《プロヴァンス》から出るものであった。石川啄木、宮沢賢治、中原中也、斎藤茂吉(あるいはピカルディーから出たランボー、ノルマンディーのジード、南仏セートのヴァレリー、南米から来たロートレアモン)。

しかし「天才」概念はもはや流行ではない。「天才」を説明原理とする批評はもはやあまりに古風であり、「天才」と讃えられる人はもはや素直に笑わないだろう。

おそらく精神科医が「天才」を対象とする病跡学なるものを発足させた事実そのものが「天才」の終焉を意味するのかもしれない。私がかつてヘーゲルのせりふを歪めて語ったごとく、精神科医という、哲学者ほど見栄えのしないフクロウもやはり黄昏に飛ぶのであって、一方では病跡学、他方では記録収集症的でありながら二十世紀後半独特の暴露的・偶像破壊的伝記(たとえばダーウィン、ウィトゲンシュタイン、フロイト、ドゴールに対するもの)が「天才」概念を墓場に送り届けるかもしれない。一般に科学においても二十世紀後半は、前半あるいは十九世紀に比して傑出人に乏しい時期と後世記述されるであろう。わが国の文学においてはおそらく、「第三の新人」以後、ほとんど「天才」概念は通用しなくなっている。彼らが「天才」でないのではなく、天才か否かが設問として存在しない。おそらく現在五十歳以下の科学者においてもまた。

3 「天才研究」あるいは「病跡学」の起源について

私はここで病跡学史を改めて誌そうというのではない。ただ若干の感想を述べるのみである。

おそらく、ドイツに病跡学が発し、日本にそれが継承されたにはそれ相応の理由があるだろう（今日のドイツでは病跡学は表現病理の一部となっているらしい。これは「芸術療法学会」が国内向け名称であり表現病理学会日本支部会が国際名称であるわが国とは大いに異なるところだ。実際、ドイツの表現病理学会の発表は日本の芸術療法学会よりも病跡学会のほうに近い）。

ドイツにおいては、彼地の精神病理学における説明への禁欲に対する反動があるだろう。これについての両義性はヤスパースにも存し、そのストリンドベリ分析においては了解の歩みが唐突に停止する。一般に第一級の天才は精神医学者にはならないと精神医学者自身も思ってもふしぎでなく、そうとすれば精神科医の天才解剖には幾分天才憧憬と天才憎悪の二重意識があってもふしぎではない。それに重なったのが、ワイマール時代の天才崇拝あるいは天才待望であって、この時代の文化的指導者であった詩人シュテファン・ゲオルゲはこの領域に関心を持ったという。

現実に病跡学を深化させたのは、人間通のエルンスト・クレッチュマーとそのチュービンゲン学派であったと思われるが、公式にはハイデルベルク学派を正統として輸入したわが国においても、ひそかにチュービンゲン大学の学風に親近感を持つ者は、公然とそうである人の何倍にも及ぶと思われる。わが国の、ドイツ医学に方向づけられた精神医学におけるこのチュービンゲン学派への親和性は、おなじくドイツ精神医学を正統としてもイタリア、スコットランドの精神医学とは大きく異なる点であるように見える（あくまでも外国人としての観察に止まるけれども）。

明言されていないけれども伝統的に病跡学は力動精神医学の領域から出てきたものを省くようである。たとえばエリクソンの仕事を。しかしこれは病跡学をまずしくするだろう。現に多くのものは精神分析を密輸入している。

4　病跡学における説明について

ポール・ディージング Paul Diesing(1) は社会科学における方法論として、（一）モデルつくり、（二）統計的方法、（三）実験的方法、（四）事例研究法、の四つをあげていずれも他に優先せず、また一つでは不完全だとしている。彼の研究はほとんどそのまま精神医学、いや医学一般にあてはまるものである。病跡学は、時に（二）を使うし（一）を目指すことがあるとしても主に（四）となろう。

事例研究において、すぐれたものは叙述そのものがほとんど説明と化しているのであって、それは精神療法において解釈が応答の中から浮き上がらないのが好ましいのと似ている。私も次第に、精神医学用語の禁欲を、自分に課するようになった。

しかし、黙って「示す」のはおそらく達人のわざである（すぐれた伝記文学はそうであろうが稀である）。ここで一応ケネス・バーク Kenneth Burke の『動機付けの文法』[2]を紹介しておこう。彼の分類はあまりスマートではないが、要するに説明とは「行為者」に帰する（これは心理学的）か、「状況」（環境）に帰する（これは自然科学的）か、「行為者を中間媒体とする」（これは文化論的）か、である。実はバークは他に「行為者自体」と「意図」をあげているが、前者は同語反復であり、後者は目的論でこれも結局は同語反復に近いものであると私は考えている。もっとも「目的論」は病跡学に限らず自然科学に実に多く密輸入されて使用されている。

もう少し眼を近づけて、現実に病跡学で使われている説明の原理をみよう。私は、これを〝古典的なセット〟と〝新しいセット〟の二つに分けてみたい。

〝古典的なセット〟は、「原因」から「結果」を、「下部構造」から「上部構造」を、「一般的定式」から「特殊的事象」を、「生活」から「創造」を、「一般病者」から「例外的病者」あるいは「非病者」を、要するに「一般」から「例外」を説明しようとするものである。これはバークのいういずれのレベルでも成り立つ。このセットの前の項目の用語を主に用いて、である。これらは手堅い方法であるが、平凡であり、ステロタイプに堕しやすい。精神科医のふだん使いなれている道具を適用しやすいだけに、視野狭窄を起こす危険がある。

〝新しいセット〟は、「作品」から「人格」を、「個人」から「社会」を、「創造」から「非創造」を、「例外者」から「一般人」を（たとえば福島章の唱える「例外者は時代的に一般者の病いを先取りする」という提言）、「非病者――病気にならずに済んだ人――」から「病者」を説こうとする。これはおそらくヴァレリー以後の文芸批評から刺激を受けたものであろう。こういうパターンは少なくとも明確な形では、それ以前には存在しない。これは「部分」から「全体」を推す危険がつねに存在する綱渡りであって、私の意見では、これが成功するためには、対象について暗黙裡に十分な知識と馴染みとがあらかじめなくてはなるまい。そして、ほとんど対象愛というべきものが。

驚くべきことに、古代から、あらゆることを説明するマスター・キーが知られていた。逆にいえばあらゆる説明は以下の二つのパターンに帰着するというもので、アリストテレスに溯る「発見」である。すなわち「AはBの反映である」、「AはBを補完している」のいずれかを使い分ければよい。一方が駄目なら他方を、である。もっともこれは二者関係における説明である。三者関係になると二者関係に還元するか、かの「弁証法」を持ち出してくるか、であろう。しかし三者関係の難しさはすでに天体力学の「三体問題」に現われているといおうか。「弁証法」が論理か否かは未だに定まらないところであり、他方、三者関係のパターンは「弁証法」に示されているものに限らない。それはともかく、実に多くの精神医学的説明が——流派を問わず——安易に反映か補完かでなされていることであろう。症例集を開けばわかることである。

しかし、私は、これをシニカルな事態とみるよりも、次第に人間的事象あるいはそれについての観察に内在する何らかの構造、あるいはその一部とみなすようになってきた。いささか単純化のそしりをまぬかれないかもしれないが、「反映」し合うものの集合は paradigma の集合をなし、補完し合うものは一つの syntagma を形成する。これは、みやすい道理であろう。

この一般化によって、一つの「征服」としての説明あるいは解釈への強迫から自由になりうるし、また、知の動向はすでにそのようになってきている、と私は思う。それは、現象学にも、むろん構造主義にも、あるいはポランニー M. Polányi の「暗黙知」(tacit knowing) にも、あるいはユング派の布置、星座 (constellation) にも現われている何ものかである。

5　病跡学の効用について

精神科医のいとなみとしての病跡学はどのような有用性を持っているであろうか。

それが精神科医が通常背負っている大きな責務の一部から彼を解放することは疑いない。

すなわち「治療する責任」である。むろん、悪化あるいは自殺を防ぐ責任からも救われているということだ。

おそらく、病跡学が若い精神科医の一種の腕だめしとして、そして労苦の多い老練精神科医の一種の祝祭としてあるのは、そのためであろう。その中に、当然、病跡学に仮託して自らの精神医学を語ることもありうるし、現にある。症例提示の際の制限を迂回して、症例研究の方法、〝読み〟方とその結果を病跡学によってはじめて全幅的に呈出しうることもあろう(例えば土居健郎の漱石作品読解)。とくに、土居のいう「ストーリーを読む」作業がここで生きてくるだろう。

この精神科医のいとなみは、精神医学に有用だろうか。個別的なヒントを超えての有用性は、まったくの私見だが、「不発病の理論」という、いまだほとんど存在していないものへの寄与であるように思われる。

精神医学の枠を越えて、文芸批評から社会科学への寄与を考える時、私は、かつてのそれらの人々との共同作業において、一つの補完性に気づいている。歴史科学者はその学律によって「資料離れ」が困難であるようだ。これに反して、精神科医は、そのさがによってというべきか、書かれているものを疑い、空白を読もうとする傾向がある。いずれもその危険を持つが、資料批判から、さらに広い文脈にわたっても両者は「相補的」でありうると考える。

6 病跡学のルールあるいは倫理について

病跡学は、精神科医の「人間的なものはすべて私には無関係ではない」という貪欲の一表現である。この貪欲が精神医学を枯渇化から救っている面がある。そして病跡学は、精神科医を日常の拘束から解放する面がある。しかし、あるルールは必要であろう。それは特権的資料の上に坐する不公正を避けるためでもあり、対象の家族への配慮の必要性でもある。自らが診察した人を対象としないこと、カルテを用いないこと、公開されている資料でなければ必要な許可を得ること。決定的診断は理論上もなしえないし、一般にはこれが目的でないところで、これを避けること、などがまず考えられる。もっとも現存の人と歴史上の人物とでは大きな差があってもよかろう。

(「日本病跡学雑誌」二四号、日本病跡学会、一九八二年)

文献（初出当時のままとする）

（1）Diesing, P.: Patterns of discovery in the social sciences, Routledge & Kegan Paul, 1972.

（2）Burke, K.: A Grammar of Motives, Prentice-Hall, 1945. 邦訳『動機の文法』（森常治訳）晶文社、一九八二年。

数学嫌いだった天才数学者――ラッセルとウィーナーの病跡学

これから二十世紀における二人の偉大な数学者がどのようにして数学とめぐりあったかを述べたいと思う。

アメリカの数学者ノーバート・ウィーナー（一八九四―一九六四年）の名はコンピューターを語る人ならばだれしも知っているその理論的な生みの親の一人である。彼の数学者としての足跡はそれにとどまらず青年の日の一般調和解析やブラウン運動の理論から晩年の「サイバネティックス」に及んでいる。ことに自己制御系の一般理論である「サイバネティックス」はウィーナー自身がのぞんだように、数理物理学や通信工学の領域にとどまらず、医学、生物学、社会科学、哲学にも大きな影響を与えつつある。

コンピューターの祖父と父

バートランド・ラッセル（一八七二―一九七〇年）が九十七歳という高齢で没するときまで急進的な平和運動家であったことを記憶する人は今日もなおすくなくなかろう。彼は戦後の世界史において国連事務総長やローマ法王にならぶ知性の法王のような権威を以て発言し、その声はキューバ危機や中印紛争においては両陣営がひとしく聴くだけの力をもっていた。

しかし彼がすくなくともアングロサクソンの世界においては二十世紀最大の哲学者とされていることを知る人は意外にすくない。彼の哲学の真髄が実は『幸福論』や『教育論』ではなく数理論理に基礎をおく分析哲学であることを知る人はさらに少ない。彼が大著『プリンキピア・マテマティカ』三巻（ホワイトヘッドと共著）によって二十世紀最大の数学者であることを知る人はいっそう少ない。

『プリンキピア・マテマティカ』が難解を以て鳴ることは有名である。それは数学をゆるぎない論理的基礎の上に据えようとしたもので「1」を定義するために第一巻の半ば以上をついやし、2×2＝4が出てくるのは第二巻のまん中あたりであるという。いかに読まれていないかは、この本が一九一一―一三年に刊行されてから四十年もたってのちアメリカきっての論理哲学者ライヘンバッハが学会である定理を発表したとき、ラッセルが立ち上がって「それはプリンキピアのかくかくのページにのっている」と叫んだというエピソードからも想像できよう。

ところが意外なことにウィーナーがコンピューターの父ならラッセルは祖父である。実際にもウィーナーはラッセルの弟子であった。それもラッセルが『プリンキピア』を刊行し、数学者としての絶頂にあったときの弟子である。一九一三年から一五年にかけてウィーナーはケンブリッジ大学に滞在し、ラッセルに直接の教えをうけている。この年ラッセルは反戦運動のために大学を追われてしまう。ウィーナーは詩人T・S・エリオット(!)とならんでラッセルの数少ない直弟子である。

エリオットは周知のように「荒地」や「四つの四重奏」の詩人となる(「荒地」を最初に読んだ一人はラッセルである)。ウィーナーも論理数学を気質に合わないと感じてまもなく方向を転じる。数学の流れ自体が『プリンキピア』を一つの頂上としてすこし方向をかえるようにみえる。ラッセルのつくった世界はあまりに閉鎖的な「論理主義者の楽園」にすぎない、という批評もでてくる。しかしそれは思わぬところで新しい芽を出す。それがコンピューターである。実にコンピューターは「論理数学の物質化」(森毅)という性格をもっている。そしてコンピューターは最近になってついに『プリンキピア』のほとんどすべての定理を解いた。かつてラッセルが「来る日も来る日も白紙を前にして考えつづけた」(『自伝』)苦渋な道のりは、弟子ウィーナーのうんだコンピューターによってみごとに跡づけられた。

しかし、論理数学の体系を完成した男とそれを物質化した男は性格も歩んだ道も全く対照的であった。二人の数学とのめぐり合いは全く異なるものであった。

変わり者一家

ラッセルは英国貴族界切っての名門にうまれた。彼の中には一滴も庶民の血が入っていないといわれる。代々自由党の政治家となるべき家柄であった。ラッセルの祖父はヴィクトリア朝時代に首相・外相を歴任した。明治維新前夜に英国の暗躍は著しいがその総指揮者はこのラッセル卿である。

しかしラッセルは不運な少年であった。彼の両親は自由思想家である。父はそのために国会を追われ、森の中に居をかまえて著作に耽っていたが、ラッセルの三歳のときに亡くなった。すこし前に母と姉が死んでおり、ラッセルは三歳で孤児になってしまった。

ラッセルの記憶は祖母にひきとられるためにロンドンの停車場についたときから始まる。祖母の住む広大な荘園ペンブローク・ロッジには女王も気軽に立ち寄られたが、しかしこの住人は何という人たちであったろう！　祖父はこのころすでに車椅子の人であったが祖母はかくしゃくとしており、仮借のない態度で周囲に君臨していた。首相・外相夫人にふさわしい教養の持主であったが清教徒的信念をもち、性や文学に対して激しい偏見をいだいていた。その他に叔父の一家と叔母がいた。しかし叔父も叔母も変わり者であった。叔父ははげしい対人恐怖のために公職につけず、科学を織りこんだ風変わりな讃美歌をつくって日をすごしていた。叔母は結婚の直前に妄想病になってしまい、そのまま老嬢となった。ただ一人残ったきょうだいである兄はのちに高等詐欺師のようになる。この兄が、ことごとにラッセルに意地悪をしかけた。もっとも無意識のきずなは強かったらしく、この兄の死の時、ラッセルは大きな衝撃を受けている。そもそもラッセル家には精神病者が多い。当時のラッセルには知らされなかったが父も時々精神病の発作を起こしており、父のすぐ下の弟は生涯を精神病院で送っている。つまり祖父母の子どもたち四人はすべて精神異常を来しているわけである。

遺伝ということもあろうが、おそらくラッセルの祖母が子どもたちを呪縛しながら、母親と子どもの間にあるべき根本的な信頼関係をつくらせなかったのではなかろうか。『自伝』その他からみる限り、この祖母の呪縛力は、感情移入しつつ読む者を魅了しかねないものである。「統合失調症をつくる母親」(フロム゠ライヒマン)だけで統合失調症がつくれるものか否かは知らないが、そういう名で呼ばれたことのある女性の魅力を私は肌身に感じた。逃れるのは大変だろうな、と思った。

硬質な知性の下の深淵

三歳から十六歳までラッセルは全く孤独でこの環境にあった。祖母は彼を学校にやらず、例の叔父が自然科学を、叔母が歴史を、二人の家庭教師がドイツ語とフランス語を教えた。祖母は両親の自由思想的な影響を子どもから取り去ろうとし、父親の指定した後見人を当局に運動して無効とした。ラッセルは高貴な血をひくと同時にいかがわしい反抗児だった人の子どもで、うまれながらに注意人物だった。

当時を知る人は「二人の子どもはまるで幽霊のようであった」と語っている。ラッセルは全く反抗せずにすべてに耐えた。彼は幼児語を全く使わず、正確な大人のことばを語った。三歳にして女王や首相に大人として接することを強いられた体験は、後年の彼をどんな場合にも物怖じしない人物とした。しかしそれは公式の席のことで、私生活では極端なはにかみ屋だった。とくに親愛の情を示すのに異常なためらいをみせた。

このように、小児が成長してゆく上で何よりも必要な、密接な情緒的接触という心の栄養が欠けている環境で、外界から隔離されほとんど全く同年輩の人間を知らず、変わり者の大人の間に住んで全く反抗を示さなかったと聞けば、精神科医はそれだけでぞっとする。遺伝負因のことなど二の次三の次でその子が将来統合失調症などにならないかと考えてしまう。

このような場合、子どもが反抗しないのは第一に捨てられる恐怖からである。子どもは自分が無力で保護なしでは生きてゆけないことをよく知っている。彼は日々そのことを思い知らされる。この恐怖に対抗して子どもが成長という抵抗の多い冒険に打って出られるのは、母子関係に代表されるような根本的な信頼関係に支えられてはじめてできることなのである。実際、ラッセルは祖母に捨てられたときのことを考えて慄然としたと後になって洩らしている。

ラッセルの長い生涯には発病の危機が幾度かあったと推定される。彼は五十をすぎるまでたえず自殺を考えながら生きていた。八十歳まで毎晩悪夢に苛まれた。あいまいさを許さない彼の硬質な知性の下には深淵があった。彼はそのことを知っていた。しかし白髪をふりたてて論戦する攻撃的な哲学者の中に過敏さと自責と自己解体の恐怖がひそんでいたことをみてとる者はすくなかった。彼はついに耐えとおした。八十歳をすぎてようやく彼は『自伝』の中にそのことを告白するのである。自分は「星と深海と暗い夜に属している種族である」。

彼を支えたものは知性であった。子どもと子どもをとりまく世界との間に根本的な信頼関係がないとき、子どもにとって謎にみちたものである世界はそのまま恐怖そのものである。多くのものはそこで立ちすくんでしまう。ただ少数の子どもが世界を知的に理解することによって、ありのままの世界の中でいこえない事実をのりこえようとする。世界の信頼性を世界の可解性に置換しようとする試み、知性をたよりにこの世界をのせる不動の岩盤に達しようとする試みである。

幾何学への初恋

ラッセルは幼いときすでに「絶対に確実な知識というものが存在する」という確信と

「何とかしてそれを得たい」というはげしい希みが芽ばえていた。それは十一歳のときにユークリド幾何学を教わったとき、はじめて現実のものとなった。それは初恋にもまさるまばゆい大事件であったと彼は語っている。

幾何学との出合いの中にすでに彼の数学の性格があらわれている。彼は公理系そのものの基礎を問題にして、解法の熟達には興味を示さなかった。兄はそういう彼をあざわらった。しかし彼の中には数学の基礎をきわめたいという気持が油然とわきおこった。このとき彼はそれまで祖母にたたきこまれてきた宗教の教義にはじめて疑念をいだいた。彼の心の中にはじめて内面の自由がうまれた。彼はこの大秘密をギリシャ文字でノートに記した。

十六歳の彼は突然孤絶の世界から猥雑な少年たちの世界に投げこまれる。祖母は大学入試の準備のため、必要な古典語を学ばせようと彼を寄宿制の予備校に送った。それは軍人の卵の集団であり、彼らは体験も心の準備もない彼を性的に徹底的にからかった。彼はその頃読んだ『ガリバー旅行記』に出てくるいやしい人獣ヤフーがそのまま人間の姿であることをはじめて知った。彼はくり返し野原にさまよい出て夕日にむかって歩きながら自殺を思った。彼の足をひきとめたのは、もう少し数学を知ってからにしようという考えであったという。

ついに大学入試の少し前、彼は当時、認識論の基礎と考えられていたミル流の経験論が数学についてはまちがいであるということに気づいた。2×2＝4という演算は人類が2

×2をくり返すたびにだんだん確実になってゆくという種類のものではない。つまり2×2＝4は経験的確実性をこえた真理である。この直観が「彼の数学」のはじまりであった。この素朴な啓示がいくたびかの知的危機を経ながらついに彼を『プリンキピア』の完成にまでみちびいた。

むろん数学は『プリンキピア』とともに終わったのではない。ラッセル自身八十歳をこえて「絶対に確実な知識に到達するという私の目的はついに果たされなかった」と述べている。たしかに目的はついに果たされなかったかもしれない。しかしその道程は実に稔り豊かであったということができる。

ウィーナーの英才教育

ウィーナーは全くちがったうまれの人である。彼の父は東ヨーロッパ出身のユダヤ人である。ポーランドやドイツの大学をつぎつぎに中退しトルストイに心酔してユートピアをつくろうとアメリカに渡ったが、たちまち事志とたがい最底辺の労働者としてアメリカの南部をさまよう身となった。

彼をたすけたのは語学の才であった。たまたま語学教師となった彼は高校教師から地方大学の教授となり、裕福な南部の百貨店主の娘と結婚し、ウィーナーがうまれてまもなくハーヴァード大学にまねかれ、最後にはその教授になっている。日本人の、それも速成の医学教育しかうけていない野口英世がロックフェラー研究所で活躍したように、その時代のアメリカは知的にも腕一本で最高の地位をめざすことのできるところだったのであろう。

学者でも、このような成功者には一つの類型がある。ウィーナーの父も感情の発露がはげしく、精力的な努力家の反面、短気で自尊心がつよく、独断に走りがちで衝突をくり返した点、野口とよく似ている。

ところでウィーナーの父がもっとも打ち込んだのは長男であるウィーナーの英才教育であった。ウィーナーは三歳から数学と語学を父にたたきこまれた。その進展はめざましくウィーナーは神童とうたわれた。四歳のころには大人の本をよむことができ、七歳のころにはダーウィンの進化論や精神医学の専門書にまで手をつけていたが、これらは彼が余暇の楽しみとして読んだものであった。彼は十一歳で大学に入り、十九歳でハーヴァードの大学院博士課程をおえ、奨学資金を与えられてケンブリッジ大学、ゲッチンゲン大学など、当時の数学の最高峰に留学している。

読者はあるいは、これこそ真の数学者らしい人生であると思われ、ウィーナーこそ数学を心の底から愛した人で、父親はもとよりウィーナー自身も誇りにみちあふれて数学者の道を歩んで行ったと考えられるかもしれない。

これらはすべて当たっていない。

まず、ウィーナーは二十世紀の数学者の中ではもっとも数学者らしくない数学者の一人である。電算機と縁の深いもう一人の数学者「ゲームの理論」の創始者のノイマンが計算の神様だったのと対照的にウィーナーはよく計算をまちがえた。彼の著書は記号の脱落や誤りが多いので有名である。それだけでなく彼の好んで扱う主題は数学者ならば大抵の者が泥くさく感じられるようなもので、いわゆる数学者好みではない混沌とした扱いにくいものを対象とした点にウィーナーの数学の特色がある。神童ウィーナーは、数学が好きではなかった。彼は、くり返し数学からの脱出を試みている。大学も大学院も専攻は生物学であるが、当時はこれほど早熟さが威力を発揮しない分野もない。だいいち近眼で不器用な彼はろくに実験や観察ができない。結局大学でも大学院でも卒業間際になって専攻をかえ、お手のものの数学で論文を書いて卒業するという破目に陥っている。彼が数学者であるという自覚に達したのはようやく二十五歳のことである。しかも晩年は再びわかい日の望みが頭をもたげ、こんどは数学と生物学を総合する「サイバネティックス」という試みとして結実することになる。彼は実にオランダの脳波研究所の所員として死んだのであった。

神童は劣等感の塊

父親が神童の彼を誇ったことは事実であるが、それは父親が自分の教授能力を誇ったにすぎず、いつも父に罵られて育った彼は生涯自信をもって生きることのむずかしい劣等感の塊のような人間として終始した。

実際、神童であることは単に学習の天才であるにすぎない。数学の才能はよく音楽の才能と比較されるが音楽の早教育もさし当たっては演奏の天才をつくるにすぎない。いや、演奏も技巧の中にこもる「音楽」が最後には問題になる。たしかに作曲の天才の中には演奏の天才という意味でも神童だった人も多いけれども、必ずそうとは限らない。数学の場合、学習の天才から創造の天才への道はさらにけわしくつまずきに満ちたものである。

神童であることは精神発達の諸段階を自然な形で次々に通過してゆけないことである。「半ズボンの大学生」といわれたウィーナーは昼間は二十歳すぎの同級生たちと議論し、帰宅してからは同年輩の小学生たちと遊んだ。彼は大人と子どもの世界の通行権を同時に二つながら手にもっていた（彼が後年境界領域の探究者となったのもおそらく偶然ではない）。けれどもそれは同時にどちらの世界にとっても異分子にすぎないという犠牲をはらって獲得したものである。それだけでなく彼はいつも好奇の視線を浴びていなければならなかった。彼の評判は父が自分の天才教育を得々と雑誌に書きたてるにつれて、全くひどいものとなってしまった。大学院時代の彼は、自分の理論を批判した者に対して起こした父の訴訟に巻きこまれて苦しんだ。彼は自分が周囲からみれば奇形児の一種にすぎないことを知って愕然とした。

ユダヤ移民にとって知的能力だけが頼りだといっても、ウィーナーの父はいささか極端すぎる。

そういった父と、南部の上流社会の出身でユダヤ系ではあっても全く南部に同化しきった家庭にそだった母との間の情緒的な交流はともすれば乏しいものとなりがちであった。ウィーナーは父と知的なつながりを、母と情緒的なつながりをたもつことによって父と母をむすびつける役割を果たした。彼が父の早教育を進んで受け容れた素地には、おぼろげながら、そうすることが両親をむすびつけ、家庭の統合を保ち、自分もたすかるのだという意識があったかもしれない。逆に母との密接な関係があればこそ、父の苛酷な「言葉のムチ」に耐えることができたともいえる。

彼の家庭はユダヤ人によくある大家族であり、彼はその長男としての特権と責任をあわせ持っていた。ラッセルの孤絶に対してウィーナーはむしろ赤裸々な人間の葛藤のうず巻く中に育ったといえよう。ウィーナー自身が、自伝であまりふれたがらないのももっともだが、小暴君であり、父にも時には腕ずくで反抗し十一歳年下の弟に対しては父親そっくりの態度で君臨したようである。その反面女たちには徹底的に甘えた。二人の妹やイトコ、のちの妻に対する態度がそうである。そもそも女性は男性のように神童に反発したり、いじめたりせずむしろ庇護する態度に出やすい。ラッセルが本質的に男の友情の世界に生きたのに反し、ウィーナーには男の友人がいない。このことはウィーナーの性格形成を考える上で大きな因子となった。

直観を呼んだ河のうねり

彼がハーヴァード大学に入った年はこの大学にとっては天才児の当たり年で、数人の神童がいた。彼は「神童クラブ」をつくろうとして失敗する。のちにみずから語っているようにこれはこっけいな試みであった。神童同士に連帯意識はありえなかった。そしてウィーナーは彼らが次々に難破してゆくのをみて恐怖を覚えた。ある者は〝ヒステリー〟になってしまい、ある者は才能がとまり、あわれみとさげすみを受けて一生を送らなければならなかった。ウィーナーが生き残ったのは彼が父に反発し、自分の内発性にしたがう強さがあったからではなかろうか。彼は『自伝』でも自分の知的好奇心は強いられたものではなくはじめから自発的なものだったと強調している。

それにしても彼が自分を数学者と自覚するには大変なまわり道が必要だった。さきにのべたイギリス、ドイツの留学生活からかえった二十歳の彼は次々に失望を味わわねばならなかった。母国の数学の水準の低さにがっかりした彼は数学に熱意を失い、映画やブリッジにふけるようになった。その上ハーヴァードにまねかれて講義した彼はアメリカ数学界の大御所バーコフにこっぴどくやっつけられてしまった。彼はハーヴァードを去り、放浪の数年を送ることになる。ゼネラル・モーターズの工場で働いたり、百科辞典の下請け執筆者になったり、陸軍砲兵の射程表づくりにやとわれたり、失業したりした。

彼が当時は技術者養成学校にすぎなかったマサチューセッツ工科大学（ＭＩＴ）に入ったことは一つの転機であった。彼は自分がまだほんとうに自己決定をしていないことを深く自覚した。能力にまかせて数学の最尖端をあさってきたこれまでとちがった生き方をしようという気持が彼の心の中に熟しつつあった。

一九一九年のある日、彼はＭＩＴの自室の窓から眼下のチャールズ河をみおろしていた。その川波のうねりをみつめているうちに、彼の頭の中にこういったものを数学的に取扱うにはどうしたらよいかという問題がうかんだ。

一面の川波はたしかに目にみえる現実だが数学的には途方もない複雑さをもった集団現象である。

彼はそれを当時勉強していたルベーグ積分で扱えることにただちに気づいた。これが彼を数学者として開花させるいとぐちになった。

このとき彼は、自然そのものの中に数学のことばと問題をさがすべきこと、「数学の最高の使命は無秩序の中に秩序を発見することだ」とさとったという。この直覚の中に彼の数学者としての生涯が要約されているといえよう。経験をこえたところに数学の本質を見、さらに数学の底に何があるかをさぐろうとしたのがラッセルならば、ウィーナーは、現実の無秩序と豊富をできるだけそのまま数学化することをめざしたのである。

この二人のつながりの延長上にはじめてコンピューターがうみ出されたのであった。

（「無限大」一一号、日本アイビーエム、一九七二年）

文庫版付記

数学嫌いは、「にじみ」のない数学の「きっかり」性を嫌うようである。

翻訳の内と外——翻訳家でない翻訳者の覚え書き

翻訳家でない翻訳者とは、たまたまある専門を選んだために、その分野の本を翻訳する羽目になった人のことである。

どちらかといえば一般にも読まれる精神医学のような分野でも、翻訳は専業としては成り立たないから、翻訳の非専門家が業余に行うことが多い。

つい二、三十年前までは、ある分野の代表的な翻訳を行っただけで学界の権威とみなされることも少なくなかったらしい。しかし翻訳することの価値が漸減傾向なのは、ある文化と異質文化との接触の際に大量に発生する「文化の連絡将校」（リエゾン・オフィサー）であるインテリゲンチャ一般の価値の漸減傾向と軌を同じくする自然の成り行きだろう（この一般論は多くの人の言うところと思うが、A・J・トインビーの『歴史の研究』にある）。

欧米の場合も現在精神医学書の翻訳は盛んであるが、翻訳することの業績価値は一般には、ないに等しいらしく、よい翻訳も少なくないのに、訳者の名は奥付に当たるところに小活字で載っているのがせいぜいで、無記名も少なくなく、背表紙に訳者名があるのはまずない。日本の訳者の地位が〝高い〟のは明治以来いや遣唐使以来の文化の連絡将校への敬意の伝統なのか、異質の文化間の翻訳の難しさを評価して、リルケのヴァレリー訳やゲオルゲのボードレール訳、シュレーゲルあるいはパステルナークのシェイクスピア訳など詩、劇の翻訳なみとされているのか（ではもう少し努力が必要だろう）。もっともこの〝高さ〟にはマイナスの面もあって、訳者は原著者の「代弁者」役を仰せつかる。あるアメリカの精神科医の本を訳したところ、「原著者に聞いて下さい」という他ないような質問を時々受けるようになった。

「心おどりしない仕事をしてはいけないよ」と折口信夫はつねづね弟子にさとしたそうだが、たしかに読んで「心おどりしない」ものの翻訳は引き受けないのがよいだろう。やっていて索漠たるものだし、読む人が「心おどり」するはずもあるまい。

読み込んだ本でも、読むと訳すは大違いである。いわゆる翻訳調の発生原因として最大のものは、文章を訳して、話の「継ぎ穂」を、〝訳していない〟ためであると思う。また、単語を単語に移す（これに迫ったものは小林英夫氏のソシュール訳と思うが真の離れ業ではある）とか文章を文章に移すのは第二義的で、パラグラフをパラグラフに移すのが第一義だと思う。日本の段落と西欧語のパラグラフは違う。彼らはパラグラフ単位でものを考えている。しばしば息の長い「パラグラフ思考」で、翻訳では一ページの中に段落が全然こなくて困る。しかし一般にパラグラフは緊密不可分で、さらに段落に分け難く、分けようとしても結局原文どおりに戻すことになってしまう。

「話の継ぎ穂」を生かすのには、どんな文体を選ぶかが大事で、この段階に時には年余を費やしてしまう。さきのアメリカ人の作の翻訳では、元来が講演に手を入れたものなので、「です」調で日本語の講演に訳してから「である調」に直し、さらに手を入れてみた。原文が非常な悪文とされたものだが、原文を朗読してみると力強いリズムがあって、聴衆が感銘を受けたのも嘘でないと分かったからである。手を入れた段階で、共訳者が訳文をテープに吹きこんで聴き、耳では分からぬところに傍線を引いてくれた。

大体、著者の写真を入手し、原典の成立した場面を思い浮べつつ訳す。講演ならばどういう種類の何人くらいを相手にして、季節はいつごろで、と。こうすると、非常に訳しやすくなる。

患者の話の部分が訳しにくいでしょうと言ってくれる人があるが、実際は(少なくとも私には)逆で、校正刷に直しを入れないのはいつも、この部分である。これは職業的なものだろう。逆に強烈な自我の人の文ほど訳しにくく、そういう時は自分の頭が激しい化学反応の場になった感じで、一ページ分がひどく疲れる。

翻訳行為をとおして、同一主題についての私なりの思考と経験が著者と格闘をはじめるらしい。むろん「著者の思考と経験に最大の表現を与える」目標を見失うと全く無意味になるが、格闘はこの目標のためにも無用でない。また、山場ではどうしてもこの格闘が起こってしまうが、うまくのりこえれば翻訳の論理的骨組がしゃっきりとする。「継ぎ穂」がよくても論理的骨組が凛然としていないと、何だかわからぬうちに〝気持よく〟読了ということになりかねない。また私が理解しえた以上をどうして文にしえようか。翻訳でもことはかわるまい。「理解は読者にまかせて文法的にだけ正しく訳しておこう」とする人もいるが、その部分は読者には理解されないだろう。

他の外国語訳はできるだけ利用したい。さきの翻訳ではイタリア語訳の他、一〇ページ分のドイツ語訳しか存在しなかったが、それでも有用だった。文学の名作は何度目かの邦訳で定訳に達すると聞く。また訳者は先行訳を十分参考にする。専門書の場合は再訳の見込みが少ないと思うので、せめてこうしたい。原著ではたとえば英訳からの引用だったのがフランス語訳ではフランス原典を引いてあるなどの利得もある。

訳語新作は避けたいが、訳語が存在しない術語ではやむを得ない。誰でも他国語訳を参考にしたり、語根に分解したりすると思うが、非常に役立つと分かったのは香港、牛津大学出版社刊『牛津現代高級英漢雙解辞典』である。かえりみて、千年の文化移入を経ても日本人は輪郭のどこかぼやけた漢字把握をしていると気づき、異質文化からの翻訳とは、と慄然、次いで憮然とする。

「現代の翻訳文化」に対する批判は多々あるとは思う。しかし、「超大国アメリカとソ連は自国語しか解さぬ学者を大量に生み出しており、やがて日本もその跡を追うだろう」というライシャワーの予言のほうが長期的には的中しそうな恐れがある。われわれの領域におけるアメリカやソ連の思考には何か蒸留水的単味性が、文体には無機的索漠さが忍び寄っているというのは思い過ごしかもしれないが、日本が同程度の文化鎖国に陥るともっとひどく、もっと抜け難くなりそうで、妙な夜郎自大になると耐えがたい臭気が漂うだろう。その兆候も、氾濫するという「翻訳文化」と重なってすでに見えているかもしれない。異質文化の〝翻訳〟とは、暗号解読的作業と文脈（コンテクスト）的理解を並行させる厄介な仕事で、そのうち〝大国〟の民日本人は放棄するか機械に任せたくなるかも知れない……。

（「出版ダイジェスト」九月十日号、出版ダイジェスト社、一九七八年）

Ⅳ

サリヴァン　Harry Stack Sullivan（一八九二―一九四九年）

ハリー・スタック・サリヴァン（一八九二―一九四九年）はアメリカ精神医学において依然うさんくさい存在であるらしい。

彼地の人々は依然サリヴァンについては目配せして語るようだ。直接彼を知らない世代の多くは「実は読んでいないんだ」という。アメリカ精神科医の気風からみて、読んでいなくても読んだということはよくあるが、無知が誇りであり同志的な合図であるという場合が一体他にあるだろうか。しかし現に私の友人である山口隆氏が一九七三年だかに米国を再訪して「俺は今サリヴァンを訳している」といった時、居合せた十四、五人の油の乗り切った精神科医たちがいっせいに「Impossible!《ウソダア》」と叫んだ。「君らは読まないのか」と問い返すと、「全然！」「あんなの英語じゃない」「まず英語に訳してもらわねば」という答えが一人を除いて返ってきたそうである。ただしその一人だけは「サリヴァン？　ああ、彼の言っていることは自明さ」とうそぶいた。

この態度は現在のアメリカ精神医学界の長老である、サリヴァンより一世代若い人たちから遺伝したものであるらしい。というのは、この人たちの語り口が「奥歯にもののはさまったとはこういうことか」というものだからだ。たとえば、「(すぐれた精神科医だったことは認めるが) あの下品な罵りことばがね、いや、何がって、口に出せないくらいひどい」「(彼が同志と語らってチャプマンの庇護下につくったワシントン精神医学校についても) 彼だけがつくったわけでなく、少なくとも私は彼をしたって入学したわけでない」——これがサリヴァン・コロキウムでの発言である。偶像化よりもましだろうが妙に弁解がましい。

サリヴァンは何よりもまず、統合失調症の精神療法をしかも精神病院で一九二〇年代に行った点で記念されるべき存在である。それも同時代の西欧のように一生に一人あるいは数人ではない。急性精神病状態で入院して来る人がかなりの率で治癒あるいは社会生活の可能な程度に回復した。彼がわざわざ報告したのは、そういう比較的やさしい例よりはるかに手腕と臨床眼を必要とする破瓜病の症例である。しかも彼の方法は伝達可能であり、シェパード・アンド・イノック・プラット病院における同僚ハドリーも後任のシルヴァーバーグもよい成績を上げている。

にもかかわらず、私の入手した限り、この高名な病院の案内書あるいは小史のたぐいにサリヴァンに触れられているところは全くない(未見の一冊には載っている由である)。先駆的な統合失調症治療の行われていた事実すら記されていない。

さらに例をあげれば彼が生前ものした唯一の著書『パーソナル・サイコパソロジー』は一九三〇年にあら書きが、三二、三年には決定稿がほぼ完成していたにもかかわらず、没後十六年、なお（元来サリヴァン支援のためにつくられた）「ウィリアム・アランソン・ホワイト財団」は、彼の相続人——元の患者で独身の彼の養子になった人——から版権をゆずり受けながらも出版に踏み切れず議論ののち小部数のタイプスクリプト版を出している（一九六五年）。活字本がついに日の目を見たのは一九七二年である。「この本を出すことはアメリカ精神医学の名声をそこなうものだ」が一九三〇年代の声であり、一九六〇年代にもなお「この本の出版はサリヴァンの名声をそこなうものだ」に変形されてこの声は存続した。どうしてかは了解しがたい。レベルでなく内容というが——。

一九七二年は色々な意味でサリヴァン解禁の年であり、一九七七年になるとその年の「サリヴァン・コロキウム」は彼を改めてもっとも生粋のアメリカ精神医学者として追認し顕彰する企てであった。しかし、その会場でさえ、サリヴァンへのあてこすりが聞かれ、また——あえて言えば——サリヴァン理解の浅さを暴露している。実際そこではサリヴァンの、たとえば「『精神医学は対人関係である』は、三、四回読んでやっと意味がわかるのだが、わかるとこれほど重要な本はない」とか「学生にかくかくの長時間サリヴァン精神医学を教えている」ほどの話しか語られていないといっても過言でない。あとは老医の回顧談でこれが意外に冴えていたりする。〝サリヴァン事始め〟といった観がある。おそきにすぎて、それもよちよち歩きといえば酷だろうか。

私はこのコロキウムに触れて「アメリカにおけるサリヴァン追認」を報告したが（「みすず」、一九七九年五、六月号）、いささか甘きにすぎたと今は思う。追認されたのは時間にさらされて生ま身を失ったサリヴァンであった。端的な証拠を挙げればサリヴァン没後忘却の彼方に沈みつつあるかにみえて「夜の帝王のごとくにアメリカ精神医学を支配していた時期」である一九五〇年代から六〇年代にかけてサリヴァンの遺稿講演目録などを整理し次々に刊行して行った中心人物はヘレン・スウィック・ペリーさんであるが、彼女はかねがねいつか『サリヴァン伝』をものしたいと考え（それは彼女の「編者序」や「編者注」の文章のはしばしに窺われる）、彼の元患者や彼と寝食を共にして病棟で働いた元看護師と面会などして貴重な資料を集めていた。彼女の『サリヴァン伝』は一九七七年の「コロキウム」においてすでに完成したといわれ、近刊を予告されている。しかしその後いっこうに出ないので私は版元のノートン社に問い合わせた。返事は「彼女との契約は破棄した。直接彼女に接触されたい。当社は関知しない」という木で鼻をくくったものであった。彼女が高齢でカリフォルニアに引退していることから先は私個人の力では行方がつきとめられない（一九八二年ルイスヴィル大学ベルナップ・キャンパス出版局——ハーバード大学出版局配下——より刊行、邦訳みすず書房、上下二巻）。

サリヴァンがどのような人であろうとこれだけ問題視されつづけることは、それだけでただものでない証拠であるまいか。彼の定式として「精神医学は対人関係の学である」とか「精神医学の方法は関与しながらの観察である」とかの格言はすでに著名であり、彼の「パラタクシス」概念についてもさんざん云々され、「選択的非注意」と「解離」がどうちがうのかが議論の種になる。実はこれらの概念の多くはサリヴァンが方々から借用したものであるにもかかわらず、彼の独創とされている。この点で彼の無視され方はアードラーと大いに違う（エランベルジェの指摘によるとアードラーの概念でフロイト、ユングなどに帰せられているものが多い。たとえば同胞順位の重視とか劣等コンプレックスとか。ついでにいえば、エランベルジェの〝隠れアドレリアン〟の中にはサリヴァンも算え入れられている――『無意識の発見』邦訳下巻「アードラー」の章参照）。アードラーとちがって、大いに気にされながら無視されているのだ。

なぜであろう。人は彼の悪文を言う。たしかに〝民主主義的〟な平明な文章ではない。文しかしチャプマンが「サリヴァンの無知無教養のせいだ」というのはどうであろうか。文体をジョイスに比較する人もあるくらいだ。私の英語力はアイリッシュ・アメリカンの匂いを嗅ぎとるところからは遠いが、ワイルド、ジョイス、ダレルとアイルランド人文学者を並べて考えるとバロック的というか、倍音、装飾音の多い華麗な英語と考えたくなる。サリヴァンにその系譜のかすかな余映を嗅ぎとることは不可能でもなさそうだ。ただ、単純なことだが、多くの彼の著書は実は講演の速記あるいは録音であり、これが女性を主力とする編集者によってかなり忠実に文章化されていることを忘れてはなるまい。音読してみると、かなり迫力のあることがわかる。彼のチェスナット・ロッジにおける四〇〇回のセミナーが「居眠り人ついにゼロという意味でも記録だ」といわれるだけのことはある。いくつかの「サリヴァン文法」とでも言うべきものはあるが、それは自分のことばで考えようとする者、ことばになりにくいものを言語化しようと苦闘している人にはつきものではないか。

私は一時「このような額《ひたい》の烙印は彼が同性愛者であるという疑いのためでなかろうか」と考えた。アメリカにおける同性愛解禁とサリヴァン解禁の時期はほぼ一致する。彼が同性愛の肯定者であって「八歳半から十一歳のころに同性の親友と水いらずの仲になることはその後の精神健康にとってはかり知れない価値を持つ」と述べていて、その内容は肉体的な面も含んでいるし、これに関して引く症例の一部は彼自身のことではないかと疑われる。彼の「親友」はクラレンス・ベリンジャーというやはり農場の子しか考えられないが、サリヴァンと親しい人のうち精神科関係の人は女性が多いことも、その反証というより傍証だろう。男性といえば、彼の理論について二冊の大著を書き上げているムラハイは心理学専攻の人らしいが一九三〇年代、サリヴァンの開業医時代に居候していた大勢《おおぜい》の一人であり、彼の言行を記録する、いわばサリヴァンのエッカーマンである。この人以外はフロムなどの亡命者、さもなくばサピーアなど他領域の人である。そして、今までもっとも長文のサリヴァン伝の筆者チャプマン（イノック・プラットの院長とは別人）はサリヴァンを成人以後も同性愛に耽った人とし「現存の人物に累を及ぼすので名を挙げられないが知る人ぞ知る」と記している。この種のことは芥川の「藪の中」である。サリヴァンの下品さについて眉をひそめて語る精神医学界の長老たちのほうは、彼の同性愛を否定してかかるか、「いずれにしても大した問題でない」という態度をとっている。チャプマンはこの問題に限らずサリヴァンにきわめて両義的である。他の人々は「あの男は浅薄だ」などと述べているが、当人が浅薄でないとはいえない場合もある。

故・荻野恒一氏は、精神科医とくに統合失調症治療者を社会学でいう「マージナル・マン」であるとしてその例にサリヴァンを挙げている。たしかにその烙印は濃い。元来アイルランド系移民の子であった。二代前は父系母系ともに西アイルランドの二つの郡の住民であり、一八四〇年の「ジャガイモ飢饉」によってニューヨークに雪崩れ込んだアイルランド人である。その圧倒的多数はニューヨーク市内にとどまって今日に至るのだが、彼の祖父は父方母方ともにハドソン河から二つ西の谷のサスケハナ河の支流であるデラウェア河のまたその支流のシェナンゴ河の河谷に入り、鍛冶屋や線路工夫として住みついている。サリヴァンの父は農機器工場の工員であった。サリヴァンが三歳の時、母方の所有する小農場に一家は移住するが、「家畜といる時だけさびしくなかった」幼少年時代となった。

二歳半から四歳までアイルランド土着のゲール語しか話さない祖母に育てられているが、その間母は行方不明で、おそらく精神病的になってどこかにかくまわれていたのではないかという。アイルランド人は中国はだしの大家族主義であって、そういうことが可能である。ちなみにサリヴァンも十六歳の時、精神病院に短期入院していたらしく、その結果コーネル大学を中退しているのだが、その辺の事情は何とも首をひねることが多い。父は寡黙であり、母は過去の実家の栄光をサリヴァンによって再現すべく成績のよい一人っ子の彼の学業上の失敗を決して許さなかった。それだけでなく、無力な夫と半病人の自分のぐちの聞き役にしていた。周囲のヤンキーたちとは全く友人になることができなかった。ただ八歳半から十一歳までの、ある年長少年との交友だけがある。一方で彼の母はアイルランドの古伝説を話してきかせた。カトリック以前のケルト族異教の伝統を彼女は保っていた。サリヴァンの母方の没落した旧家スタック家——サリヴァンのミドルネームとなっている！——の祖先は馬であり、それはさらに西風の化身であって朝日にむかって駆け去ったのだという（アイルランドにおける西風のやさしさはイエイツの戯曲『鷹の井戸』の一節にもうたわれている）。サリヴァンはつねに母を憎悪を以て語ったそうだが、それなりに濃密な関係だったのかもしれない。彼がつけられるのを好んだあだ名は「馬」である。彼のシンボル・マークが「かたみに頰を寄せあっている二頭の馬」であることは遺著のノートン版のジャケットにあるとおりである。またよく言われることに、彼はしばしば

「神」を複数で使ったという（gods protect you といったあいさつなどで）。独身主義でなかったらしいが、結婚せず、身寄りのない緊張病経過後の青年を養子として二十年余生活を共にしていて全遺産を継がせている。

たしかに彼は被差別人種アイルランド系人であった。若い時にはその痕跡を消そうとして完全なヤンキーことばを使い、自由な感情表現ができなくなって苦しんだといわれ、父母の死後アイルランド訛りを自分に許すようになってはじめて「彼の舌はほどけた」そうである。この自覚は彼にあって、黒人問題ユダヤ人問題など被差別人種問題から、大戦後のWHO、WFMH（世界精神衛生連盟）への関与――おそらく彼の非常に苦手な種類の活動――を生んだものである。一方、アメリカ文明に対する辛辣な批評は随処にあり「優秀な青年を犯罪者か精神病者に追い込む」とまで極言する。あたかもアスピリン・エイジ――アメリカの高度成長時代である一九二〇年代――と大恐慌の時代である。もっとも彼のアイルランド出自は彼を根なし草から救っている面があった。一族の人々の記憶から「ハリー」の名は忘れられず、将来を期待と不安を以てみつめられていた。彼は一〇六六年にはじまる家系を背負っていた。父母ともにアイルランドの祖先を誇っていた。そして彼も――。実際しばしばサリヴァンの「わが国《マイ・カントリー》」とはアイルランドのことであった。

また「師に遇《あ》わざることを不遇という」意味では、サリヴァンは決して不遇ではなかった。もともと、軍の連絡軍医将校として連邦立のセント・エリザベス病院に迷い込んだ彼である。そこに包容力と現実処理能力にすぐれたウィリアム・アランソン・ホワイトがいた。犀利な理論家にして正確詳密な観察家のケンプがいた。ホワイトのところから移ったシェパード・アンド・イノック・プラットには、彼をいちはやく臨床研究部長にして自由に腕を振るわせたチャプマン院長がいた。同僚にはクララ・トムスンがおり、ハドリーがいた。そしてセント・エリザベスとシェパード・アンド・イノック・プラットとはアメリカ近代精神医学の祖アドルフ・マイヤーが四十年間働いたヘンリー・フィップス病院とともに、当時のアメリカ精神医学の頂点に位する三角形をワシントン・ボルティモア地域においてつくっており、相互に患者を紹介し勉強会を開き合っていた。彼ははからずも当時最高の精神医学先進地に入りこんだのである。

一九二〇年代のもっとも親しい同僚にクララ・トムスンがいた。選り抜きの看護師は彼に絶対の忠誠を捧げていた。一九三〇年代のニューヨーク開業は彼をこの巨大都市でもっとも収入の多い医師にした。当時は「貧農の子からの出世物語の主人公」とみられていたのである。彼は独身であったが大きな邸宅に住まい居候が出入りしていた。フロイトのウィーンとは比較にならないにせよ、「黄道十二星座」という第一級の精神科医の集りの一員であり、ベネディクトをはじめとする文化人類学者、サピーアなどの言語学者との交友もあった。四〇年代にはもっとも先進的なチェスナット・ロッジ病院が大きく彼に門戸を開放した。シェパード・アンド・イノック・プラットとともに設備と人員にアメリカきってのぜいたくを尽した病院である。ワシントン精神医学校とこの病院で彼の教えを受けた人たちが現在アメリカの精神医学の指導者となっている。『サリヴァンのケースセミナー』の編者クヴァーニスもその一人である。

彼は「アメリカ精神医学の最良の伝統は折衷主義である」と述べているが、その通り、彼は実に多くの人々の概念を吸収し換骨奪胎している。自閉的な思索者とは正反対で、今日精神医学の関連領域となっているもの、またこれからなるであろうものを広く渉猟している。おどろくべきはその人々がまだ無名あるいはアメリカでは未知だった時代に注目していることである。まずピアジェである。彼はピアジェがまだサルペトリエールで障害児の観察をしていた時代にすでに高い評価を与え自分の方法との親近性を感じていた。ようやく国外に認められたかどうかという時期のパヴロフ、一九三四年に若死し、外国語への全訳は今なお日本語訳しかない（英訳は抄訳）ヴィゴツキーといった、ソビエト科学のいささか辺縁に位置した天才たち。そして、今日のように花形となっていない時代の社会学者、文化人類学者たちのマリノフスキ、ミード、ズナニエツキ（サリヴァンのシステムおよびパフォマンス——私は「営為」と訳しているが——の概念はこの人に由来すると思う）、さらに哲学者ブリッジマン、ホワイトヘッドと挙げてくれればその目利きぶりに驚く。エソロジーへの関心も非常に早く、彼の『サイカイアトリー』誌は優先して動物行動学の論文を掲載した。エソロジーへの開眼の一契機にもなったであろうが、彼の幼児期の発達理論の一つの源泉はどうやら愛犬たち、とくに幼犬の行動らしい。彼は常時七、八匹の犬を飼っていた。また彼はおそらくアメリカの精神科医としては欧州大陸とくにドイツ語圏の文献に通暁していた。ドイツ式の学者気質には辛辣だったがドイツ語ができた（アメリカの精神科医としては珍しいことである）。フェレンツィの仕事を偵察すべくクララ・トムスンを派遣している。フェレンツィのような実験的治療活動は、つねに彼のするどい注目を浴びていた。

彼は、第二次大戦前すでに心身症にも注目しており、命名者でこそなかったがすでにその治療者であった。また睡眠への注目は一九三〇年以前に溯り、統合失調症者や強迫症者の睡眠のおそろしく詳細な観察記載、定式化、治療的意義の把握は今日なおわれわれのほうがサリヴァンのレベルに達していないと私は思う（遺稿が出てはじめてその深さが知れたことである）。患者との問答を一語一語正確に記録した最初の人でもある。巧妙な装置と速記者を使ってである。認知障害の研究もやっており、彼の工夫した装置が残っている。彼の概念で難解とされる「選択的非注意」とは今日の「フィルター機能」に近いと私は思う。抗精神病薬のない時代だがアルコール飲料を巧みに使用し、その際今日の抗精神病薬よりもはるかに明確な治療戦略を打ち出していた。彼が生きていれば抗精神病薬のもっとも俊敏な使用者となったであろう。また精神病棟や付属設備の設計者であった。シェパード・アンド・イノック・プラット病院のインテーク病棟は彼の設計で、理事長が交代してその病棟の長になるのを断られて彼は病院を去るのである。パラメディカルの教育にも力を注いだ。緊密な治療チームを一九二〇年代の精神病院で実現した。「テニスをさせて治るのかね」と皮肉をのこしたためにスポーツ療法に興味を示さなかったとされているが、実は多くの非言語療法を試みていた。また精神病治療とリハビリテーションとコンサルテーションとソーシャル・ワークを決して混同しなかった。この混同が、一九六三年以来のアメリカ社会精神医学が一九八一年に潰滅する一因をつくったのであると私は思う。そして最後にオランダの精神科医リュムケらとともに世界精神衛生運動の創始者の一人であり、それは、国際緊張の緩和に貢献して第三次大戦を防止し、人種をはじめとする差別を解消するという精神科医の社会的責任を明確すぎるほど明確に意識して行われた。彼はこの運動の最中に急死する。これが単にネオフロイディアンの一人とされた四〇年以前には十分知られていなかったサリヴァンの数多くの関心と活動の諸局面の、おそらくまだ一部である。フロムに紹介されたのだろうがフランクフルト学派のホルクハイマーなどに逢っている。彼の仕事は、おそらく半分くらいしか出版されていず、これはホワイト財団の〝老害〟のためであるように思うが、とくに端的に実践的なものが刊行されていないようだ。しかし、その片鱗だけをみてもほとんど二十世紀後半の精神医学を先取りしており、一九八一年現在なお汲み尽されていない分野が多い。少なくともわれわれの観察眼のほうが粗雑で、あっと開眼させられることが多い。

むろん、サリヴァンが煙たがられるのには彼の人となりがあずかってはいるだろう。文章も辛辣なユーモアを読み取らねばしばしば誤読される。故・湯浅修一氏が「医者は専攻する病気に似てくる」という一般のジンクスの一例として「統合失調症治療者は些細なことで仲たがいをしたりして孤独のうちに死ぬ者が多い」と語っているのに合致する面は多少あっただろう。サリヴァンの墓はアーリントン陸軍墓地にあり、碑銘はただ彼の名と生没年月日の他は「第一次大戦の予備州兵大尉」とだけ記されてある。埋葬の費用がなかったからだそうである。彼のアイデンティティーが軍人であるならば、われわれには実に意外である。彼が正面切って決裂した相手は一九四三年の選抜徴兵局であった。しかし一方では精神衛生運動による第三次大戦防止のための活動においてサリヴァンの最大の理解者、協力者はカナダ陸軍軍医大将チザムであった。アメリカ軍は当時民主主義の守護者と考えられていたことも考え合わせねばならない。

彼が患者に溺れない人であったことは存外理解されていない。自分を予後のよい統合失調症をとおりぬけた者と考えていた彼には精神健康の明確な定義とそれへの方法的接近が重要なのであって、「患者と手をたずさえて統合失調症の森の中へ分け入ろうとする者が患者に殴られるのをみると統合失調症者もなかなかいいところがある」とさえ言っている。彼は反精神医学者の一部に奉られたがそれは、カフカとその亜流との関係に似ていた。

仕事一本の人という印象を与えやすいが、機械に強くパトカーに追われることもあるスピード狂だったらしい。乗馬もやり、銃も撃ち、若い時はなかなかダンディでもあったようだ。もっとも幾分「足が地面のちょっと上を歩いているような感じ」を与えていて、金銭感覚がなくて借りっ放しをしたり、相手の顔を注視しなくて不誠実と誤解されたりしている。晩年は濃い黄色のサングラスをかけていた。しかし「臨床家としてはしたたかなリアリストだった」とトムスンはいっているし、そのとおりだと思う。

私がここでサリヴァンの「体系」なるものを要約してみせなかったのは、それが時代とともに変遷したこともあり、彼の思想発達史研究はまだ誰も行なっていないからだ。つねに彼は「自分の体系」に不満足だったようだ。そして精神科医の眼でみれば、サリヴァンは、その体系が第一に重要な人ではなく、その臨床家としてのさまざまな言動からこそ学ぶものがある、ということである。多くの概念は必要に迫られていわば急場を救うためにつくられたことがわかる。たとえば、患者に話せと迫った初心時代の失敗の中から「解離」が一九二〇年代中ごろに出てきて、彼の面接態度はがらりと変る。体系自体という限りでは独創性をそれほど高いと思わない。むしろ、多くの人々の概念の換骨奪胎と総合である。

問題――「同じインクブロット・テストが数ある中でなぜロールシャッハのだけが生き残ったか」。この答えはエランベルジェによると、それはロールシャッハがぬきんでて絵心を持っていて、その上に非常に多数の患者の絵を見てきたからであるという。とすれば事情はサリヴァンも同じで多数の統合失調症者をきめ細かに見ていた上にたぐいまれな臨床眼があったからだと思う。彼を読みこんでいる医者は、統合失調症者の症例討論が、目に見えてきめ細かになり、ストーリーを読む力も予見性も高まる。逆に統合失調症をそそくさとしかみていない人はサリヴァンを読んでもあまりぴんとこないのではないだろうか。

一九六二年、故・井村恒郎日大教授は訪日のアメリカ精神科医にむかって「君たちはサリヴァンの価値を知らないのか、彼の死後随分になるのに彼の考えを発展させていないではないか」とずけずけ言い放ったと、その人コーエンは言う。当時返答につまったのは「まさにその通り」だったからで、一九七七年に「やっとわれわれはサリヴァン・コロキウムを持って井村の要請に応えられる」と語っているが、まだ少し甘いだろう。コロキウム自身が低調であるだけではない。一九八一年、かつてワシントン精神医学校に学んだAPA（アメリカの精神医学会）の元会長マーマー老が来日して、事情はもう少し明らかになった。彼は、「われわれはYAVIS（若く《ヤング》て魅力的《アトラクテイヴ》で生き生き《ヴィヴィッド》していて知性が高く《インテリジェント》人生航路が順風《サクセスフル》）な患者を選んで診てきた。患者は治るしわれわれの収入も多かった。統合失調症をわれわれはちゃんと診なかった。開放すれば患者は治ると思っていた。今レーガン政権になってアメリカ社会精神医学は潰滅した。精神科医志望者は減った」という意味のことを語った。ふたを開けてみると、戦前のサリヴァン、戦後のハロルド・F・サールズという統合失調症治療の高峰は孤立峰で、広い裾野を持たなかったのだ。これが何よりもまず、サリヴァンに対して奥歯にもののはさまった語り方がされる大きな理由であろう。サリヴァンが「その存在によって夜の帝王のごとくアメリカ精神医学界を支配した」のも、それがアメリカ精神医学に刺さった不快な針でありつづけたからではあるまいか(サールズにも似た皮肉がむけられはじめている)。夜の世界、それはYAVISから遠い統合失調症の世界である。うつ病を論じてもヒステリーを論じてもすべて統合失調症論になるサリヴァンと、サリヴァン理論の紹介書に統合失調症の自分の治療例を出さ(せ?)ないA・H・チャプマンのようなエピゴーネンたちの現状とを対比すれば、私の考えも極論でないと思う。

サリヴァンの精神医学は「対人関係」を重視する日本の風土に馴染みやすい点があるだろう。かえってアメリカよりも、と思う。もう一つ、日本の精神医学は、YAVISなど寄りついてくれないおかげで、とにかく統合失調症治療を中心としてきた。彼の辿りついたところをそれこそ換骨奪胎して治療の水準を高める基盤にするという希望も今日全くないわけではないと思いたい。

(「現代思想」一二月号、青土社、一九八一年)

＊プレオリジナルは知的公衆向けの思想雑誌「精神病理学」特集への寄稿文である。

サリヴァンの統合失調症論(補注1)

1

いかなる精神科医についても、彼がどのような理論を立て、どのような概念規定を下したかよりも、どのような臨床実験を行ったかの方が遥かに重要である。

ましてや、サリヴァンは、書斎の学者では全然ない。彼の生涯は何よりもまず臨床家、ついで臨床教育家としてついやされた。自分自身の精神的危機および治療体験と、数冊のフロイト、ユング、フェレンツィと、そして、いまでは全く忘れられていてアメリカの国会図書館にも見当らぬというケンプの精神病理学教科書(本稿執筆後復刻された)を手に、サリヴァンは大学卒業後軍医として精神病院に派遣された。これを契機に、直接精神病院医になる。速成医学校卒で、しかもアルバイトに忙しく出席をろくにしていなかったらしい。彼の著作で生前公刊されたものは唯一冊であり、それも講演速記であって、十分手を入れるいとまを彼はついにもてなかった。サリヴァンの著作は読みにくいといわれるけれども、その大部分は、永遠の相の下に読まれるためにしたためられたものではない。講演速記、講義ノートの集成である。それらは少なくともその場に臨んだ人たちに強い力を及ぼしたもののようだ。サリヴァンは、ケインズと同じく「パンフレットを風に投げとばしながら時間の相においてたたかう」ことを選んだ実践者であった。「バッド・ライター」だが「グッド・スピーカー」だと同僚に言われている。そして、彼がみずからのシンボルとした馬のように、ふり返るよりも駈け進むことを専らとする人であった。「ネオフロイディアン」の一人としてのサリヴァンはすでに精神医学史上の人であるかもしれない。しかし、一九四九年に五十六歳にして力尽きはてて世を去ってから四半世紀を経た今も、サリヴァンの統合失調症臨床は、まだ全然越えられていないかもしれないのである。

2

サリヴァンの文体は、同じアイルランド系のジェイムズ・ジョイスに比較される。秘書役をつとめ、彼の多くの遺稿の編集者となったペリー女史が、わかるのに四年かかった、と告白する。それがアイリッシュ・アメリカンのためかどうかは、私にはわからない。すくなくとも多くのネオフロイディアンの文章のもつ、啓蒙的な口当りのよさと、それは対蹠的だ。しばしば実践者の文章はかえって読みにくく、意味が一つに収斂しないもどかしさがある。フロイトの文体も、ケインズの文体も、そういう読みにくさがあると、それぞれの熟読者が語っている。

しかし、そのサリヴァンの文章がまた、かなり截然と二つの文体に分たれるようだ。ひとつは抽象語の多用、非常に迂回した叙述、数箇の命題を一つに圧縮した複雑な構文より成る部分。いまひとつは、文章構成は二の次にして、先を急ぐやや性急で飛躍のある叙述である。

前者は主に彼の、対人関係を軸とする人格発達論部分であり、後者は主として臨床論の部分である。前者は、大体、同時代のアメリカの社会学、文化人類学のことばで構成され、一般理論の形をとっているが、実際に児童の発達の臨床に全然もとづいていないものであって、真の源は、サリヴァン自身の経験にあると推定される（サリヴァンがかなりいたましい幼少年期を送り、そしてサリヴァン自身、自分はある時期に、予後の良いタイプの統合失調症を経験した、と考えていたことを思い合わせてよい）。晩年は沢山の愛犬たちが子どもを育てるさまを観察してヒントを得ていたという話もある。そして彼の実際の臨床体験が後者である。とくに、いわゆるアスピリン・エイジ、つまり大恐慌までのアメリカの高度成長時代、アスピリンでも飲まぬとやり切れぬといわれたその時代を、サリヴァンは一精神病院の「二十四時間の医師」として統合失調症治療に専念していて、これが、臨床家としてのサリヴァンの体験の核となっている。

もし、後者の文体から成る部分だけで、サリヴァンの統合失調症論が要約できれば、それは非常にありがたいことだ。しかし、実際にはむつかしい。理論的部分である前者は、岩の中の木の根のように、後者の中に入り込み、一見やさしそうなこの切り離しが実はむつかしい。さりとて前者からはじめれば、サリヴァン理論の一つの特徴であるが、山に登るのに、海抜ゼロメートルから歩きはじめるようなやり方をするので、限られた紙幅では目標までとても到達できない。結局、理論の部分を足早におりすぎることで済ませざるを得ないだろう。

因みにサリヴァンの理論は、全体としてはユニークな精神医学理論なのだが、ひとつひとつのテーゼをとってみると、さまざまな人の定式そのものであり、いわば、非常に多くのところから採られた材料から成る、巧妙な寄木細工ともいいうる。この特徴は、細部まで滲透していて、たとえば多くの精神科医は、サリヴァンは新造語が多くて難解だ、というのであるが、サリヴァンの手になる造語はあってもごくわずかで、大多数は出典がある。しかし、サリヴァンは時にそれを明記していないし、そもそも、濫読家サリヴァンの面目躍如で多くは精神医学以外の本である。それも、キーワードに限らなくて、通常の叙述文も抽象語が多く、彼は具体物をもしばしば抽象語の組み合せで指し示すのである。その上、使用法がしばしば、語の、辞書的な中心よりは辺縁的な意味においてである。はなはだしい場合は、彼は一重括弧を使用して読者の注意を喚起するが、いかなる辺縁的な意味かは——文脈的に決定しようと努力しても——しばしば決めがたく、結局、サリヴァンの著作は、巨視的にも微視的にも、ある人の表現によれば、「カットしたダイアモンドの光が少し角度をかえれば全く違ってみえるようにたえず揺れ動く微光を放ち、読み返すたびに意味がちがう」。全然神秘的要素はないのになかなか正確な像を結びがたいのである。

3

サリヴァンの規定によれば、精神医学は何よりも先ず対人関係（とその病理）に関する学であって、その基礎となる対人認識の方法論は（文化人類学にいう）「関与しながらの観察」である。これは、サリヴァンの精神医学における大前提である。

サリヴァンは人間が追求する目的を二大別して、飢え、渇きなど生物体的な「満足《サティスファクション》」の欲求と、心理的・社会的な意味での「安全《セキュリティー》（保障感）」の獲得維持とする。人間においては後者が前者をしのぐ重要性と緊急性をもっている。これは人間が無力無防備な幼児としてこの世に生まれてきて、自己の生存を周囲の「重要人物《シグニフィカント・パースン》」、とくに「母親役をする人《マザリング・ワン》」の態度如何に依存しているからである。「重要人物」を相手とする幼・小児の「安全保障獲得作戦」の如何とその結果が、後年のさまざまな人格病理と関係してくる。

安全保障確保装置の最たるものとして、小児期に「自己《セルフ》」が発生してくる（以下、図1を参照(補注2)）。これは、サリヴァンのたとえによると「顕微鏡のように」注意を、重要人物からの承認・不承認に関するものだけにするどく焦点をしぼるものである。

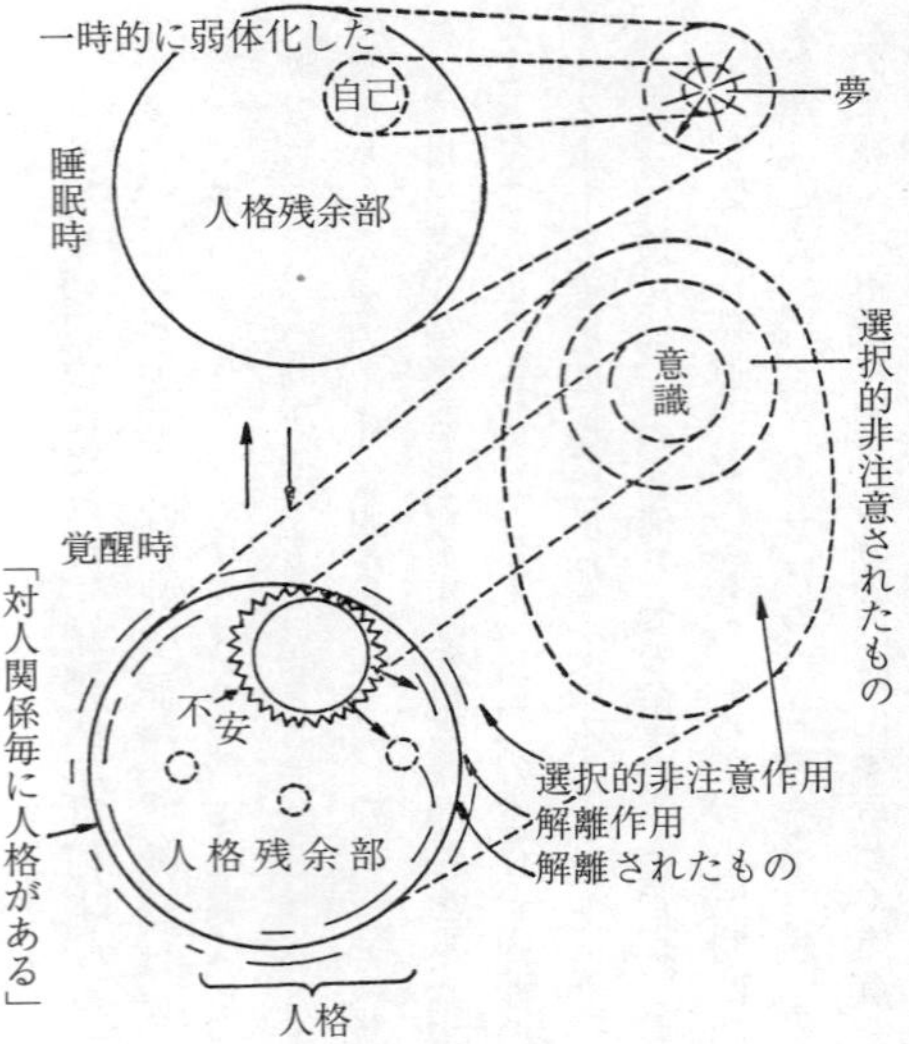

図1

それ以外のものは、個人の安全保障感に関係しないので、「顕微鏡の鏡筒の外にあるもの同様」選択的に注意の外に置かれてしまう。これが「選択的非注意」の概念に発展する。もっとも、この非注意は短時間しかつづかないし、解除するのにさほどの困難はない。また精神集中に伴う健康な選択的非注意と病的な選択的非注意とがある。いずれにせよ、ある意味では、われわれの上にふり注ぐ無数の印象に「選択的非注意」を行わないと、われわれは生存できない。こういう意味で今日の「フィルター機能」に近いだろう。

さらに、重要人物から強く不承認をうけた心理的傾向は、その活動を意識すると、「不安」という急性の不快感を起こす（サリヴァンは「不安」をそういうものと定義する）。このような心理的傾向はすべて、「自己」の外へ「解離《ディソシエイト》」され、「意識《アウエアネス》」の外で働くこととなる。意識されようとするたびに「不安」が起こり、意識の外へとひきもどす。

結局、「自己」とは、幼少期に重要人物から承認された心理的傾向群の「組織《システム》」あるいは「力動態勢《ダイナミズム》」であって、後年までなかなか形をかえない。社会学者ミード、クーリーらのいうように「自己とは他者の評価の反映である」のはこの結果である、とサリヴァンはいう。サリヴァンによれば、個人の「人格」とは「自己」と「自己から解離されたもの」とから成る。そして「自己から解離された心理的傾向の数・量が大であればある程、その人が将来精神障害になる傾向が大である」。

とくに「困難の力動態勢」は通常の、たとえば性欲の力動態勢、親密性を求める力動態勢などとちがって、目的《ゴール》に達して消失するということがないので、いつまでも続き、いくらでも肥大する傾向がある。これは、昇華、恐怖、代理症（心気症、強迫症、妄想症）嫉妬、解離、スキゾ的力動態勢などで、生の困難に対処するものであるが、同時に、こういうものが前景に出ている生は潜在的あるいは端的に精神障害的である。とくに単一の力動態勢であらゆる生の問題に対処しようとする生き方ほどリスクが多い。例えば強迫的力動態勢一本槍で生の困難すべてを解決しようとする人である。力動態勢は「過負荷になると失調する」という見方もしている。なお、サリヴァンは、ヒステリー性解離を「解離の下手くそなマンガのようなもの」とみなしており、彼のいう解離論は、スキゾ病質者など(補注3)の精妙な解離を頭に置いたものだと思う。また、統合失調症をも一つの力動態勢と考えている。もっとも、非常に古型（幼少型）の過程が出現する、くらいしか語っていない。理論上、ことばで語れないものだと言っている。

このようにサリヴァンにとって、統合失調症はあくまで「人間的過程」である。「急性の統合失調症者がみせるもっとも奇異な行動さえも、われわれの誰しもが日常馴染みの対人過程、あるいは過去の生活において馴染みであった対人過程から成るものである」「精神病の遺伝的原因は、と問われれば、証明がない、と答えるしかない。それは高々精神病となる可能性を限界づけるものだろう。……確かなのは、統合失調症が人生体験から起こるということだ」「われわれは何よりも先ず同じ人間である。幸福なものも……悲惨な統合失調症者も」「統合失調症者は自我が弱いのではない。彼らは自己組織《セルフ・システム》をつくるのによい機会に恵まれなかった人たちである」。

4

では、統合失調症はいかなる点で他の精神障害と区別されるのだろうか。サリヴァンによれば、統合失調症以外の精神障害においては、すべて、「自己態勢《セルフ・ダイナミズム》」の専制があり、このもとで意識化されうるのは、不安と葛藤だけである。ところが、統合失調症においては、第一に自己態勢（＝自己組織）そのものが失調を起こし、意識内容のコントロールに失敗する。第二に、したがって「自己」は解離する能力を失い、「自己」からの解離が不可能となり、解離された諸システムの活動が明確に意識される。これを自分の個人的問題の中に組み入れることはできない。ここで起こる困惑がストレスとなって意識内容のコントロールがさらにできなくなる。第三に、最後には「自己組織」と「自己組織以外の人格部分」が同じようなものになってくる。これらが統合失調症の独自性である、という。この、困惑しつつ意識する状態は、ふつうの生活をできなくしてしまう。

　ではどのようにして、こんな事態が成立するのか。この辺から話は臨床医学の領域に入る（以下、図2参照）。「自己態勢」の専制の下に不安と葛藤だけが意識されるのが、他のすべての精神障害である、としたが、その中でも、サリヴァンのいう「代理症過程《サブスティテユティヴ・プロセス》」、つまり、解離されたシステムを、〝すりかえ〟すなわち、「象徴のやり直し《リシンボライゼーション》」によって不安を起こさずに現象させるやり方がある。彼は、この範疇のものとして、強迫症、心気症、被虐症、妄想症の四つを挙げる。この四つは、相互に移行、あるいは共存しうる。また、妄想症は一時的に統合失調症状態に陥りうるし、強迫症も、その、一般に健康な睡眠がひとたび障害されれば危険である、という。

　サリヴァンの卓見と思われるのは、「代理症過程」と非常に近いものとして「昇華」を考えることである。一般に衝動の好ましい解決とみなされる「昇華」、サリヴァンによれば「昇華の方向への問題の樹て直し《サブリマトリー・リフォミュレーションズ》」は、社会的に承認される現象形態をとるために心理的安全は増大するけれどもほんとうの満足は与えない目標を追求するものであって、しかも当人はこの書き換えを知らない（判れば昇華が成立しない）。だから成功した昇華はみごとな成果を生むが、真の健康な生――「解離されたもの」が少なければ少ない程健康な生である――からは遠く、真の満足に達することは不可能で、実際にもしばしば妄想症に移行するし、統合失調症状態の前段階でもありうる、という。たしかに、統合失調症の発病準備段階で一つの高い目標にむかって「一念発起」し不眠不休の努力がなされるのは臨床家のすべてがよく知るところである。ひょっとするとサリヴァンは、これを含めていっているのかもしれない。

一方、幼児の代用的満足も昇華に含め、昇華はもっとも早くはじまる力動態勢だとしている。「昇華の方向への問題の樹て直し」にもとづく努力が高まれば、「わずらわしき大義の人」、「偏執症的熱狂《パラノイド・エクサイトメント》」となり、周囲の人々を当惑させる。深い退行を起こして「脱自的恍惚状態《エクスタティック・アブソープション》」に至れば、これはもはや統合失調症状態である。これは超個人的な高みにおける恍惚忘我の状態を指し、実は幼児の「宇宙的混沌」の世界への退行を意味するものである。「昇華」から統合失調症に至るコースを初めて跡づけたのは彼である。

また統合失調症の前段階における睡眠障害を、臨床家サリヴァンは重視する。一般に、悪夢がはじまり、そのために入眠を恐怖するようになれば、代理症状態から一歩を出て、

統合失調症の臨床的経過

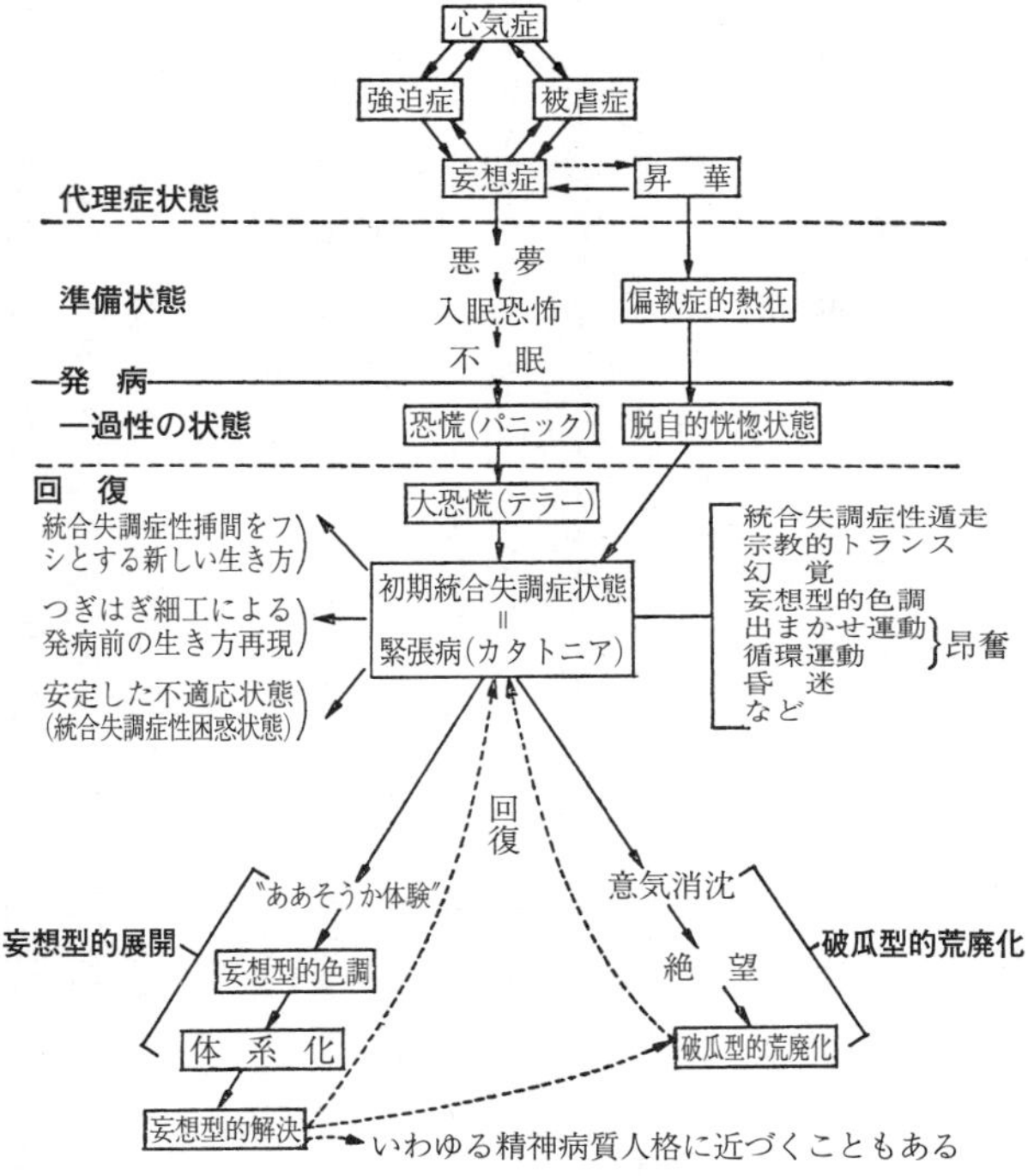
心気症
強迫症
被虐症
妄想症
昇　華
代理症状態
悪　夢
入眠恐怖
不　眠
準備状態
偏執症的熱狂
発　病
一過性の状態
恐慌(パニック)
脱自的恍惚状態
回　復
大恐慌(テラー)
統合失調症性挿間をフシとする新しい生き方
つぎはぎ細工による発病前の生き方再現
安定した不適応状態(統合失調症性困惑状態)
初期統合失調症状態
‖
緊張病(カタトニア)
統合失調症性遁走
宗教的トランス
幻　覚
妄想型的色調
出まかせ運動
循環運動
昂奮
昏　迷
など
回復
"ああそうか体験"
妄想型的展開
妄想型的色調
体　系　化
妄想型的解決
意気消沈
絶　望
破瓜型的荒廃化
破瓜型的荒廃化
いわゆる精神病質人格に近づくこともある

図2

統合失調症準備状態に入ったとみるべきであり、とくに、悪夢が、現下の体験を象徴化したものというよそおいをとる時が危険である、という。悪夢がそのまま妄想に移行することさえある。逆に、時折でもすこやかな睡眠が得られていれば、統合失調症への移行は相当期間延期される。

一旦統合失調症状態が成立してしまえば、睡眠はかえって深くなるが、サリヴァンによれば統合失調症者の睡眠は、形も意義も、非統合失調症者の睡眠とちがうものであって、「不幸な時の退行的睡眠」である、という。このような「退行的睡眠」は、発病しなくとも統合失調症の準備状態が非常に長びいた時にも現われうる（これは臨床家には非常に参考となる指摘である）。サリヴァンによれば、とくに女性に多いのだが、統合失調症状態が高年になってから現われ、とても今回が初発とは思えないのに、以前に統合失調症状態のあった形跡のない場合、その代りに、「退行的睡眠」の時期が一度以上あったことが少なくないという。これは、一種の睡眠耽溺で、本人にはつらいのだが、一日十数時間も浅い眠りや夢想をしつつベッドの中で送るという日々が相当期間つづくことで、サリヴァンの脱明では、危うくなっている「自己組織」が「解離力」を維持できる程度に意識を混濁させて、破局を辛うじて防いでいるのである。サリヴァンがしばしば患者に大量のアルコールをのませ、常時酩酊状態に置いたのは、このことがヒントになっているらしい。

いずれにせよ、「脱自的恍惚状態」か、さもなくば「恐慌《パニック》」が統合失調症の開始、すなわち解離力の消失と人格の解体を告げる。これははっきりした一つの時点であり、終生忘れられぬ事件である。その時点でその人にとっては世界が粉々に砕け散り、予想もできなかった事態が奔入してくるのである。サリヴァンによる統合失調症の臨床経過を図2に示す。

「恐慌」も「脱自的恍惚状態」も本質的に一過性である。やがて非常な恐怖《テラー》が起こる。この恐怖《テラー》から、宗教的トランスに移行する場合も「統合失調症性遁走《フーグ》」に出る場合も、循環運動や出まかせ運動を始める場合もある。

いずれにせよ、そこには、「深淵に臨むかのごとき」極大の安全保障喪失感がある。解離されていた諸システムが「自己」に統合されないままで意識に現前してくるのであるから、それは、「よいお母さん《グッド・マザー》」と「わるいお母さん《バッド・マザー》」とが――よい時もわるい時もある現実の一人物に統合されないで――別人として認知されていた幼児期の再現と、善と悪との対立する世界である。マニ教のような世界と彼はいう。その他、記号を含む広義の象徴が「共人間的に有効妥当性を承認され」コミュニケーションの道具となる小児期より以前のもの、つまり、それなりに豊かではあるが、「自閉的」（自分だけに通用する）で多義的な象徴作用、サリヴァンの好む表現によれば「パラタクシス」的な象徴活動や、さらに以前の、宇宙的な混沌の世界でおぼろげに区別されるだけの「プロトタクシス」的な象徴活動が再出現する。「プロトタクシス」的な象徴のはじめのものは乳児の認知する「乳房」であって、逆にいえば乳児は「乳房」と「それ以外のもの」とから成る世界から出発する。したがって「病者はせめて、ある任意の瞬間に自分の心の中にあるものが、一対の相矛盾する命題だけであってくれれば、と願うのが関の山」なのである。「両義性」どころではないということである。「証明したかと思うと反証が出、かかわり合いをもつ人は皆、変転する複数の人格をもっている」世界である。「わるいお母さん」などの前人格をサリヴァンは「パーソニフィケーション」と呼ぶ。ユングの元型《アーキタイプ》に近いと思われるのだが、サリヴァンは、元型的なものを枚挙はしていない。

この事態に対応して安全保障感の希求のほうも宇宙大となる。ここで感じられる非常な「あせり《アージェンシー》」の感覚がそれであるという。すなわち「宇宙の謎を解きたい」「何かをしたい、何かを考え抜き、何かを仕上げたい」「いろんなことをやってみたい」など、意識されたものとしてのこの「促《アージェンシー》し」の感覚は区々であるが、これがあるから、患者の意識からすれば急性統合失調症状態は「退行」でなくて「前進」であり、究極的には、ある病者があとでサリヴァンに語ったように「とにかく人間として残りたい、平和な世界を手もとに引き留めておきたい」という必死の希いであろう、とサリヴァンはいう。

この「あせり=促し」の意識の辺縁にはつねに恐怖《テラー》がちらついているので、しばしば、突然自動車にのって高速で走り出し、並木にぶつかって止るまでやめない、などの「統合失調症性遁走」となる。この遁走《フーグ》は(てんかんやヒステリーの遁走とちがって)意識的であり、すべての行動の個人的因子を完全に意識している。
行動に出そこなえば、何かをしようとする姿勢のまま、はたと止り、強く緊張しつづける「昏迷」となる。ここでは「あせり＝促し」を感じつつ宇宙的な力に引きとめられ拘束されている、という感覚をもつ。この拘束がはずれると、病者は力そのものになり、その行動は宇宙的ドラマとなる。前者は「緊張病性昏迷」、後者は「緊張病性興奮」と、精神病理学でいう事態である。突然、とくに睡眠中に昏迷がとれると自傷他害という意味で危険だとサリヴァンはいう（この事実を臨床家は覚えておいたほうがよい）。

ここで幻覚や妄想も生じうるが、幻覚はサリヴァンのいう「相互作用領域《ゾーン・オヴ・インタラクション》」――視覚域、聴覚域、口唇域、性器域、肛門域など対人関係の窓口のことである――の解離された活動がそのまま意識されるものであり、妄想は、さきにのべた非常に複雑な「パラタクシス」の出現を特徴とする。これらの現わす幻影に、病者は、「魔術的な〝力〟で相手をふりまわし操作する作戦」で対処しようとする。ここでの妄想は「初期統合失調症の妄想型的色調《パラノイド・カラリング》」であって、「妄想型的展開《パラノイド・デヴロプメント》」とは違うというが、この区別は臨床上重要だと私は思う。「常同行為」や「言語新作」がみられるのもここだが、これは「共人間的有効妥当性確認」の欠如した「自閉的」な表現なので、機能しえないが、そのことがかえって対人関係に対する防楯となり、現実の対人関係をいとなまなくて済むようになる――。

サリヴァンは、初期統合失調症の現わす「緊張病《カタトニア》」を統合失調症状態の基本型とみている。これはサリヴァンだけのことではないが、サリヴァンの臨床的統合失調症論の基本的立場である(統合失調症論は、どういうタイプを基本型とみるかによって大きくちがってくる)。サリヴァンの根拠は、やはり対人関係論的なもので「緊張病状態《カタトニア》」においては対人関係の「変造《ファルシフィケーション》」はなく、したがって特定の人物への敵意とか自己破壊傾向への動機づけ過程はなくて、たとえ自殺他殺が起こってもいわば事故のような偶発事だ、という。これが随伴症のない「純粋統合失調症状態」で、完全に近い回復がありうるのはもっぱらこの基本型からであって、他の状態は一度この基本型に立ち戻らないと回復しにくいという。これは多くの臨床家の支持する事実であろう。

不幸な統合失調症者にも楽しみはないわけではなくて、通常排除しているものが意識の中に入るのを容認してやるのは一つの楽しみである。この楽しみを誘い出すのは、シャレ=警句的なもので、これを思いつくと緊張が下がる。しかし、まわりがこれに反応すると、自閉的なことばを使っているのに、と本人がびっくりする。一般にいままで解離していた操作をやっているわけで、困惑もあるが「自分のしているこのことの意味をつかみたい」という好奇心もあり、結局「つかめぬ」ので当惑する。さりとて、まわりが患者が自分でもわからない自分の言動を彼のことばを手がかりとして深読みしたりすると統合失調症状態が悪化する。つまり、意識内容のコントロールがますますできなくなる。

基本型とはいえ、これからの回復も決してなまやさしいものではない。「自己」の外に解離したシステムの群を「自己」の中に受容するならば、人格の大幅な変化が起こるのはみやすい道理であり、しかも、どの方向への変化でどういう結果になるかが予見できないようなものであるからだ。それでも、つぎはぎ細工ながら発病前の生き方に似せた生き方をでっちあげることは可能であるし、時には、一過性の統合失調症状態を一つの節《ふし》とするような新しい生き方の発見もありうる。また、幸福な対人関係の中に置かれると「安定した不適応状態」とでもいうべき、幻想的な対人関係に生きる場合もあって、これは弱い「統合失調症性困惑状態」が続いていることに相当する。私はサリヴァンの文章から以上のように読み取る。

しかし、統合失調症状態が自分以外の具体的な誰かの仕業である、という「発見」をすると、この「ああそうか体験」によって苦しみは減少し、安全保障感が急に増大する。初期統合失調症に必ずみられた、観念内容とそれに伴う感情との不釣合はここで消失する。これが分水界となる。「妄想型的展開」は「自己」が対人関係における安全保障感をつぎはぎ細工ででっちあげることであって、必然的に対人関係が変造される。ここで合理化が起こって「もっともらしい」解釈となり、その反証が抑圧されると、「体系化《システマタイゼーション》」が起こり、こうなると、「自己組織」が対人関係に対していわば不滲透性となる（つまり安全保障感を左右されなくなる。不安も起こらなくなる）。しかしその代価は安くないので、「愛」が不可能になる（「愛」は、サリヴァンによれば、相手の満足と安全保障感を自分のそれと同等以上に重視することであって、「前青春期」にはじめて体験するものである）。愛に代って「迫害者」に対する「憎しみ」が現われる。「憎しみ」は「怒り」に、「怒り」は無力感によって「恨み」にかわり、やがて「渋々ながらの尊敬」がうまれ、ついには「馴れ馴れしい子分」のようになる、とサリヴァンはいう。

「妄想型的展開」は袋小路に終る不吉な展開である。サリヴァンは「パラノイア」を実在しない「理想型」とみていて、それは、生身の人間とだがパラノイド的な対人関係を結ぶ状態である。全く自閉的なものの混入のないこの「パラノイア極」と、全く共人間的に有効妥当なもののない「純粋統合失調症極」とを一対の極とする軸の上を動くのが「妄想型的展開」である。代理症としての「妄想症《パラノイド・ステイト》」と違うのは、極端な「パラタクシス的影武者《コンコミタンツ》」があることである。しかし、臨床上、すべての〝パラノイア〟は統合失調症からはじまっていて、統合失調症的なはじまりのところを突きとめてはじめてパラノイアの治療は軌道にのるという。サリヴァンは、これ以上妄想論には深入りしない。それは、統合失調症的思考は言語で説明できない、いやむしろ、言語による説明に適さない思考だからという。

統合失調症者は、時にはなぜかわからないが全く対人的なかかわり合いのできない「精神病質人格」になる場合もあるが、もっとありふれた事態は、次に述べる「破瓜型的荒廃」に近づくことである。逆に治癒がありうるとすれば、統合失調症状態を経由せねばならないので、サリヴァンは、患者の不安をかき立てるように、たとえば投影の安易さを指摘する。そこで妄想が統合失調症的意味拡散（「汎化」）を起こせば良徴、逆に、妄想に専念する時間が長くなり、医師を妄想の対象にしはじめるならば悪徴である、といっている。

統合失調症の態様が前青春期の体験と密接に関連しているという指摘はサリヴァンの重要な精神医学的貢献である。妄想型的展開をとる人は前青春期の重要な対人体験が重荷になっている人である。これが幼少時、責任転嫁に成功した経験をもつと、とくに統合失調症極から遠ざかりパラノイア極に近づく、とサリヴァンはいう。

ところが前青春期における真正の、有意義な、深い他者体験を欠いている人は、統合失調症状態の中で「絶望」を起こし、（「妄想型的展開」と対立する意味での）「破瓜型的《ヘベフレニック・》荒廃《ディラピディション》」となる。これの特徴としてサリヴァンの挙げるものは、一般に周知の、「引きこもり」、「言語活動のとりとめなさ」、「交流の減弱」、「〝バカげた〟行為」、「衒奇症《マンネリズム》」であるが、ここで「マンネリズム」は解離された衝動の自律的活動を表象しており、これだけが、かつては安全感をもちえたところの重要な対人関係の残渣で、その対人関係に関連した行動を誇張して表出しているのである。これは伝達的にみえて全然そうではない。「自己組織」の残骸が、かつて「自己」の一部であった衝動を意識から排除しているのである。サリヴァンによれば、「かつて緊張病状態を惹き起こした衝動が、善玉役にまわり、恐怖を起こしかねない衝動を抑制する役を果すようになる。つまり衝動自体が患者の意識と同じ価値をもつようになる。こうなると、対人的行動に出ようとすると急性の不安状態が起こり、患者は攻撃的になったりする」。一般に「生身の人間とは初歩的な対人関係をむすんでも安全保障感を失うので、幻影とだけプロテウス的な（＝変幻自在の）対人関係をむすんでいる」。しばしば幻声をきくし、この幻声と強制的に友好関係を保つようにさせられていると感じられて、そのため、独立した生き方ができなくなる。破瓜型の人の「空虚さ」は決して精神内容が虚ろなことを意味していない。それは他者を矮小化して自分の安全保障感を保とうとしているのである。破瓜型の人は結構ユーモアを解する。ユーモアは相手を矮小化する作用をすることもあるからだろう。

器質性精神病であるとして「早発性痴呆」を除外したことはサリヴァンの対人関係理論からの一帰結であろう。彼によれば「早発性痴呆」は「はじめから具体的な対人関係の葛藤がなく、その代りに、それがあるはずの場所に、とりとめない哲学めいた考えがある世界、または、幼年時代そっくりの快適さが幾分なりともある空想の世界」である。サリヴァンの「破瓜型的荒廃」は、よくしらべると必ず「統合失調症状態」を経ており、治癒もその逆経路を辿って可能なので、不可逆的過程ではない。したがってサリヴァンの統合失調症論では、一部の人が「統合失調症中核群」であるとするものの大部分を統合失調症ではないとする。もしサリヴァンが「小児自閉症」を知ったならばこれも器質病としたかもしれない。サリヴァンの立論の中でこの辺がもっとも議論の余地のあるところであろう。

発病論から治療論が導出されてくることはサリヴァンの統合失調症論の特徴であり、すぐれた点だ、と思う。サリヴァンは、日常生活では「頭は雲の上に、足は地を離れて」いた人であったらしいが、治療者としては目の曇らないリアリストであって、すべての統合失調症が治癒可能だとか、ましてや精神療法だけが有効だなどといっていない。

5

サリヴァンによれば、前青春期とは「静かな奇蹟」、つまり、ある特定の相手の満足と安全保障感が自分のそれと同等の重要性をもつという意味での「愛」の能力の開花がみられる時期である。この時期までは子供はすべて自己中心的なものである（愛他的な子供は身を亡ぼすのが道理である）。「愛」の初期の形態は同一視できる相手を対象とするので、同性同年齢の相手が多い。「愛」の能力が芽ばえると、恥をかく怖れなしにものごとをきき返すことなどができるので「共人間的有効妥当性確認」の過程が急速に進む。つまり、愛の対象は、安全脅威感を起こさせず、逆に満足の達成を援助してくれる。自由な自己表現が可能となり、両親を再評価でき、人格が拡大し、美的世界に眼がひらけ、共通の人間性の存在を識る。

サリヴァンは、西欧文化では、この時期におけるものの見方がもっとも明晰で、その枠組も明快でいちばん活用性が高い、という。性欲がからんでものごとを歪めることがまだないからである。愛から共感と畏敬が生れ、真の協力ができる。現実の人間もフィクションの中の人間も高貴にみえる。この時期こそ、心の平和の乱れない、人間らしい生き方にいちばん近づく時期で、これ以後は「人生のかずかずの重圧が人間を歪め、人間は、ひょっとするとそうなれたかもしれない理想的なあり方に照らせば、その下等な戯画的形態にすぎないものに堕してしまうのである」。

サリヴァンはこのように前青春期——性が人生に侵入してくる直前の二、三年間——の讃歌をうたう。アラン・フルニエの『モーヌの大将』やギュンター・グラスの『猫と鼠』の世界である。この時期のよい対人関係体験は以後の人生の困難に際して人間を支える力がある。逆にこの時期によい対人関係にめぐまれなかった人は統合失調症になりやすく、回復しにくい。なぜかといえば、好ましい対人関係を分析する経験を欠くからでもあり、対人的接近へのアレルギーを持ってしまったからでもある。

こういう人に対して、依存を体験できる場、相対的に安全感の保障された場をつくれるか否かが問題である。たいていの説明や助言は患者の「自己組織」が耐ええないものである。サリヴァンによれば、統合失調症とわかっていない人間に対して、その中で何が起こっているかに無知なままで、いわゆる健康人が、訂正、おしつけ、などを試みると、統合失調症がにわかに顕在化する。もっともこういう労をわざわざとるのはまあ親か精神科医だけで、この両者はしばしば統合失調症者以上に〝統合失調症的〟となる。つまり、統合失調症的現実歪曲を有効妥当なものと患者が誤信してしまうような対応をする。統合失調症者に対して安易に「わかる、わかる」といってはならないので、患者に「自分のいうことがわかりますか」ときかれたら、「多分、ある意味ではね、そういう気がするが、さあ……」というふうに、どうも自信がもてないが耳を傾けて待つ気持にはなっている、という姿勢をもちつづけるのが、患者にはたいへんありがたい。

人間は無意味なことはいわないものだが、対人的な場からみて無意味なコミュニケーションはありうるので、こちらが統合失調症者のことばを使えるフリをするのはおろかしいことである。特別の才能の人が、統合失調症者のいいたいことを見抜く力があるのは認めるけれども、「患者とともに統合失調症の森の中をさまようことを好む医師は、かえって患者から物理的暴力をうけるものだ。患者がそうするのをみると、統合失調症者もまんざら捨てたものではないと思う」。

サリヴァンは、「患者の安全保障感を増大させる作戦は大部分間接的なものであると思う」といっている。安全をそこないそうなもので避けられるものは避ける。相手を傷つけそうなことは、たいてい、避けようと思えば避けられるものだ。そこにコミュニケーションのチャンスがある。その場合、できるだけありふれたことばで話す。肯定と否定の中間がよいので、断定は大体よくないことが多い。患者が自分をもひとをも信じられなくなるようなところで、医者があわてずたじろがず、警官も呼ばず、「そういうことも世界の一部分だ」という態度をとれば、患者は、たしかにこの種のものの考え方が自然なのだという感覚を失っているはずにしても、またわからぬまでも、オヤ、と思う。自分のコミュニケーションを好ましくは思わぬにしても幻想的とは思っていない奴がいる、ということに気づく。こうして、患者は妄想的に救われては放り出されるのではなくて、現実的な救援を与えてくれる人がいることを知るようになる。

病院が患者を悪化させうることをサリヴァンも指摘している。サリヴァンによれば、もともと統合失調症者は他人を非難するという問題にはかかずらわないものである。統合失調症者はスケープゴートにされる側なので、他人をスケープゴートにし返すエキスパートではない。けれども、病院が患者問責的な方式になっていると、患者は妄想型的な転帰をとりやすくなる。

一九二九年、サリヴァンは、勤務していたシェパード・アンド・イノック・プラット病院に六ベッドの男子実験病棟をつくった。そこでは、サリヴァンが、みずから選抜し訓練した数人の看護士とともに主に初期統合失調症者の治療にあたった。サリヴァンは入院第一夜を重視し、看護士を徹夜でつきそわせた。また病棟の雰囲気をできるだけ前青春期に近づけることがサリヴァンの包括的目標で、しばしば、患者の前で看護士同士に前青春期の体験、とくに同性愛的体験を話させた。サリヴァンは自分自身をもそう考えていたようだが、看護士も予後良好な統合失調症を経過した者、あるいはスキゾ気質者と見立てた者から選んだ。逆に、一般の医学教育や看護婦教育は前青春期的なものを見る眼の梁《うつばり》になるとし、とくに、女性優位の階層秩序社会は、患者の過去の外傷的体験を再現させるものとして、院長の許可の下に病棟を看護課から独立させ、さらに看護婦の病棟への立入りさえ禁止した。

サリヴァンの症例によくみられるように、彼はピュリタン的に厳格な女性を、母親となれば病気をつくる働きをするとして攻撃している。しかし女性一般を憎悪したわけでなく、彼の親友かつ治療者であったのは二人のすぐれた女流精神分析家、すなわちクララ・トムスンとフリーダ・フロム゠ライヒマンである。院長チャプマンもサリヴァンの終生よき理解者、保護者として一貫したが、サリヴァンの翌一九三〇年の退職は、サリヴァンの本意ではない。彼は本格的な新しい病棟の長となることを理事会から拒否されてやめるのである。メリーランド州の田舎を立ち去って大恐慌下のニューヨークに開業したサリヴァンは統合失調症治療から幾分遠ざかり、その前段階としてのスキゾ病質者や強迫神経症者を外来で診療しつつ、理論的整備を急ぐ。再び統合失調症の治療に全面的に復帰するのは、一九四〇年以降、フリーダ・フロム゠ライヒマンと協力してチェスナット・ロッジ病院でのことである。

6

サリヴァンについては結論を急ぐまい。ようやく遺稿類の主なものは出揃ったようであるが（その中には、完成後、実に四十年間も出版を遅らされた『パーソナル・サイコパソロジー』〈一九七二年〉もある）、今日なおサリヴァンは語られること多くして読まれることのすくない一人である。本国アメリカでも事情はかわらないようだ。外国への紹介ははじまったばかりである。

彼の「自己」の理論は、——ユングから汲んだフシもあり、文化人類学から引いた証拠もあるが——エリック・エリクソンの「自我同一性」概念の、受身的で奥行きを欠いた先行者だろうか。しかし、サリヴァンは決断、選択、意志、自己統御を幻想として斥けている。

彼の実験病棟はレインなどの先駆だろうか。しかし、サリヴァンは治療者と病者との間に一線を引いているし、統合失調症者のことばで語ることを戒めている。彼の対人関係論は、たしかに今日の対象関係論の源流であろう。しかしサリヴァンは病気に対する母親や家族の役割の公式化には慎重であった。

サリヴァンの著作の中でも相互に矛盾する点が今後次第に発見されてゆくかもしれない。いや、『現代精神医学の概念』にみられるとおり、サリヴァンは自身が誰よりも自分の理論に不満であり、むしろ自己否定に急であった。しかしサリヴァンが臨床家としていまだ容易に越えられない高さをもつことはおそらく事実であって、その限り、臨床的なさりげない片言隻句のほうが今後新しい意味を発見されてゆく可能性が大きいであろう。サリヴァンの著作は、ついに症例報告を書かなかった彼の症例体験が圧縮されたものでもあり、また自伝をものしなかった彼のひそかな自伝ですらある。

（「現代思想」九月号、青土社、一九七五年）

サリヴァン著作表（単行本のみ）

（1）Schizophrenia as a Human Process（1962）（『分裂《ママ》病は人間的過程である』——一九二四年から三五年までの論文集）

（2）Personal Psychopathology（1972）（『パーソナル・サイコパソロジー』——一九三〇年の「シェパード・アンド・イノック・プラット病院への訣別講演」を核として一九三三年ごろには草稿が完成していたもの。サリヴァンがみずから単行本としてまとめようとした唯一のもの）

（3）The Fusion of Psychiatry and Social Sciences（1964）（『精神医学と社会科学の融合』——後期論文集）

（4）Conceptions of Modern Psychiatry（1945, 1953）（『現代精神医学の概念』——一九三九年秋の公開講演——ウィリアム・アラン・ホワイト記念講演——の速記をもととして部

分的に入れ換え・加筆されたもの。生前刊行された唯一の著作）

（5） Clinical Studies in Psychiatry（1956）（『精神医学の臨床研究』——チェスナット・ロッジ病院における共同研究の中で、一九四二年から四六年にかけてなされた二四六回のごく内輪の講演討論会のうち主に一九四三年春から秋の分をおさめる）

（6） The Interpersonal Theory of Psychiatry（1953）（『精神医学は対人関係論である』——一九四四年から四九年までのワシントン精神医学校における講義の録音と学生のノートからサリヴァンの講義準備ノートを参考にしつつ再現されたもの）

（7） The Psychiatric Interview（1954）（『精神医学的面接』——（6）のもととなった講義の一部。主に一九四四年および四五年になされたものを収める）

翻訳

（4）、（5）、（6）、（7）のイタリア訳がミラノのフェルトリネッリ社から、（6）のドイツ語訳がズールカンプ社から刊行されていた。邦訳は（1）、（4）、（5）、（6）、（7）。その他の邦訳が進行中。

解説（邦文で目に触れやすいもののみ）

（1） 井村恒郎「新フロイト派について」（一九五二年）——井村著『精神医学研究〈第一〉』みすず書房、一九六七年所収。

（2） 内村祐之「サリバンとミンコフスキーの精神分裂《ママ》病論」（一九七一年）——内村著『精

神医学の基本問題』医学書院、一九七二年所収。

(3) 阪本健二、笠原嘉「サリヴァン」――『異常心理学講座9』みすず書房、一九七三年所収。

補注

(補注1) 知的公衆を対象とする思想雑誌の「分裂病《ママ》」特集号への寄稿である。

(補注2) サリヴァンは図1、2のような自己理論の図式化を試みていない。ここに示したものは、全く筆者なりの理解である。ただ、図解を一切斥けた人でないのは、内容の図解が『精神医学と社会科学の融合』の第十四論文にあることからわかる。そこでは〝より成熟した〟人格と〝未熟な〟人格とが邂逅し別離したのち、より成熟したほうはさらに成熟し、未熟なほうはさらに弱体化し、ついには分裂病《ママ》発病の危機に至ることが示されている。つまり、より強い、成熟した人格との邂逅は危機でありうるわけだ。この図示は理解できるが、しかし説明不十分でわかりやすいものではない。サリヴァンの論文は比喩も視覚性が強くなく、色名があまり出てこない。自ら言うとおり聴覚型の人だったのだろう。

(補注3) 「スキゾフレニア」の邦訳語が「精神分裂病」から「統合失調症」に改称され、定着しつつある。ただ、「スキゾイド」「スキゾティーム」を統合失調症気質(あるいは症質、病質)という置き換えは正確でなく、誤解されやすく、長たらしくて、一つの概念として頭に収まりにくい。わかっている人は、エルンスト・クレッチュマーの原語まで溯ってはじめて、ああ、あれかと思いつくはずである。これは病気をモデルとして、それに似た気質を指し、偏りのめだつものを病質というのである。これはヒポクラテス以来の医学の「くせ」のようなものである。私はとうてい使う気にならないので、まことに勝手であるが、スキゾ気質（スキゾ病質）を使わせてもらう。「スキゾフレニア」は「クレペリン・ブロイラー病」とともに改名候補として三択のうちに入っていたので、問題はないと思われる。統合失調症が十二字ですでに長たらしく、「トーシッ症」と患者間では略されがちであるようだ。

エランベルジェ教授とロールシャッハについて(注1)——編集者への手紙

精神科医、犯罪心理学者であるとともに、『無意識の発見』(1)を頂点とする精神医学史の比類ない研究者であるアンリ・フレデリック・エランベルジェ教授が昨秋来日されたことをお聞き及びになって、教授がロールシャッハについてどう語られたか、とのおたずねでございますね。

教授は、一九七九年十月八日来日され、十月十五日名古屋市立大学で「ユスティーヌス・ケルナーからヘルマン・ロールシャッハへ——インクブロットの歴史」(2)という題で講演され(補注1)、数日後、自治医科大学で「ジャネの生涯と業績」(3)を述べられました。それから、二十一日から二十七日まで、富士裾野市の帝人富士研修所を借りて行われた、谷口財団主催の国際シンポジウム「精神医学——東と西」で「精神療法過程の本性は何ぞやという考え方の西欧世界における発展」(4)という題で発表されました。自治医大での発表は、加藤敏氏の訳及び解説で「臨床精神医学」(5)に掲載され、教授の略伝についてもこれで知ることができます。また、大著『無意識の発見』(6)は一九八〇年初夏に木村敏教授と私の監訳で邦訳が出ましたが（弘文堂より、上下二巻）、その中にも全著作目録と略伝を付す予定です[補注2]。谷口財団シンポジウムでの発表は、現在の事態を〝精神療法爆発〟と表現し、それを踏まえて、世に行われている精神療法を氏一流の立場でことごとく――といってよいでしょう――カテゴライズされ、医原性悪化の可能性についても秤量《ひょうりょう》され、未来の精神療法のあり方にまで及んだものでした。一九〇五年生れ、たぶん本年七十五歳という高齢にもかかわらず、また、パーキンソン病に近縁の病いを病んでおられるにもかかわらず、教授の精神は実にヴィヴィッドでほとんど少年のごとき心を以て未来を望みておられるのに一驚したものです。

教授は、文章からも風貌からも一見冷徹な印象を受ける人が多いのではないかと思われます。私は、名古屋で教授の講演の拙い通訳者となり、また谷口財団シンポジウムでは一週間まるまる一つ屋根のもとで教授と過ごしました。私の発表（「一アジア人精神科医よりみた魔女狩り」(7)）は教授がチーフ・コメンテーターをつとめました(8)。その点でも教授と接する時間はかなり長かったのですが、その間に私は、博識とか資料批判の厳密性とか、あくなき公正さの追求とか、医学史家としての教授の卓越した面もさることながら、その人柄に大変畏敬の念を覚えるようになりました。教授が日本を去られてから、教授の真の偉大さの全貌がさらによく見えてきた、というべきでしょうか。

教授は少年のごとき心を持っておられた、と申しました。それは少年のごとき含羞の人であった、ということでもあります。教授はあまりみずからを語るのを好まれない風でした。実際、今年ドイツで出版されたヒルデブルク・キントの『緊張病――精神病の一範例として』[9]を読んで、一九三三年提出の教授の学位論文「カタトニーの精神症状についての試論」[10]が今日なお凌駕されない、第一級の仕事であることをはじめて知った次第です。教授の多くの著作は、あまり入手しやすくない雑誌に掲載されたものが多く、教授はまるで「隠れた生こそ最上の生」というデカルトの格律を実践されている観がある程です。しかし、世の中に具眼の士も少なくないわけで、そういった論文で、その翻訳のほうがいわゆる著名な雑誌に掲載されていることがしばしばあるのは、著作目録をみればわかる通りです。

「ヘルマン・ロールシャッハの生涯と業績」[11]は、今日ロールシャッハ伝を知ろうとするものには必読の論文かと存じます。ロールシャッハの『精神診断学』[12]の邦訳旧版にはその全訳が付されておりますし、改訂版[13]に付された片口安史先生の訳者あとがきも、主としてこれにもとづいていることは先生の自ら述べておられるところです（教授は二種の邦訳を注記しておられます。片口訳と別に原論文の出版の翌一九五五年に山内氏が『東京精神分析研究会誌』に三回に分割して邦訳を載せておられるようです。もっとも私は未見ですが）。――その他、スペイン語訳（一九五八年[14]）と独訳（一九五七年[15]――これは抄訳――と一九六五年[16]）があります。仏訳は教授みずからの手でなされ、教授の医学史論文を集めた『ミユトス解放の諸運動』(一九七八年)[17]に収録されています。しかし、なによりも原論文が『メニンガー・クリニック所報』に一冊全部を費して一挙に掲載されたいきさつが独特です。本文の前に編者の覚え書きがあり、それは「本誌は、本論文の価値が圧縮あるいは分割によって失われることを恐れるがために、小論文を数箇掲載する慣例を破る」と切り出し、それは本論文の重要性のためであり、筆者の労を多とし、その略歴にふれ、筆者はロールシャッハの生涯については矛盾する記述や解釈があるので、この研究を企て、その時代の文献を慎重に吟味するとともにオリガ・ロールシャッハ夫人を含む直接の証人とインタビューを行った旨が記されています。

この雑誌は今では入手困難でしょうが、ロールシャッハの写真二葉(一葉は邦訳『精神診断学』の巻頭をかざっています。もう一葉は学生時代の、やや顎の張った意志的でチャレンジングな青年の写真です)とロールシャッハの両親の写真、シャッフハウゼンの、二歳から十九歳までを過ごした家、及びシャッフハウゼンの町の全景が付されている点で、なお独自の重要性があると思います。

それはともかく、エランベルジェ教授のロールシャッハ研究の動機、意義、価値が、このさりげない編者覚え書きの中に隠されているように私は思います。

第一に、教授は、二十世紀前半の精神医学の巨人たちのまわりに早くも形づくられはじめた、氏のいわゆる「伝説」を排して、真の事実、真の関係、真の背景を明らかにしようとされます。これは、教授の医学史研究全体を貫く一つの基調です。事実としても、教授は、二十世紀前半の巨人たちを直接あるいはほとんど直接に近間から見聞しえた最後の世代に属するわけですが、自身も「最後の人」としての意識と使命感を強く持っておられるようです。おそらく五十五歳から六十五歳までの十一年間を千ページの大著『無意識の発見』の著述にあてられたのも、その力ではないでしょうか。教授は老軀を駆って何度もヨーロッパまで一次資料と証言者をたずねる困難な旅に出ておられます。しかも含羞の人である教授が、です。

第二に、誤伝を今のうちに正そうとする意識は、誤解された人、夭折した人、真価を知られないでいる人への、ひそかな、しかし明らかな思い入れにつながっていると私は思います。『無意識の発見』の中での、ユスティーヌス・ケルナーについての叙述、アードラーの評価、ジャネについての章がみずからその伝記と理論体系を史上はじめて書くという意欲で叙されていること、シャルコーの死のあとの、ほとんど抒情的ともいうべき一節（実際、ポーの「ヘレンに寄す」という詩が重ね合わせになっていることは慧眼な読者には明らかなはずです）を読めば、私のこの感想を肯定していただけるのではないかと思います。

教授自身の、両大戦にまたがる国際情勢に翻弄された体験が、その眼差しを鋭くし、その思い入れを深くしたであろうことは言うは易しいことですが、ここでは立ち入らぬことにしたいと思います。

とにかく、『無意識の発見』のこの基調のそもそも始まりの一つが、教授のロールシャッハ伝であることを私は言えば足りるのです。教授は、決して公平さを踏み外そうとはされない――。逆に、あくなき公正さを通じて、真価を十分認められなかった人の紙碑をたてようというのが教授の姿勢といえましょう。

教授はロールシャッハ・テストへの興味からロールシャッハ研究に入られたのではないと言ってよいでしょう。(教授自身、心理テストに無関心ではなく、ソンディ・テストとワールド・テストについての論文がありますが[18~20]) 教授にはロールシャッハ・テストについての論文はありません。教授ほどロールシャッハの仕事の意義を高く評価し、広い文脈で把握しておられる方は少ないと思いますが――。

そもそも、教授が医学史の仕事に入られた動機にはもう一つあると思います。それは、サマーズという英国国教会の牧師が一九四八年に、悪名高い魔女狩りのテキスト、インスティトゥーリス(クレーマー)とシュプレンガーの『魔女の鉄槌』を熱烈に讃美し、英訳したことに端を発します。[21]教授は「『魔女の鉄槌』を主題に」[22](一九五一年)において、ほとんど少年のごとき正義感を以て「その邪悪さとそれが及ぼした実害においてただ『わが闘争』のみが肩を並べるところの」書に向かって批判の筆をとられます。この論文が教授の医学史論文の嚆矢であり、実際、教授が医学史研究に入られたのは、この〝反動的な〟

一牧師のためだったと思われます。われわれは、この牧師のおかげで、ラテン語に堪能でなくとも『魔女の鉄槌』が読めるわけですし、春秋の筆法を以てすればロールシャッハの伝記から『無意識の発見』までをこの牧師に感謝しなければならないかも知れません。とにかく、教授がこの論文の中で「魔女精神病」ということばを使う時、それは必ず魔女迫害者のことです。そういえば、そもそも教授の犯罪心理学が、被害者学の先鞭をつけたものでありました（その業績は一九七〇年のベッカリーア賞の対象となるわけですが）。

この辺で、教授の夫人が、ロールシャッハ夫人とおなじく、ロシア女性であることを明かすべきでしょう。ロールシャッハ夫人と異なり、ロシア革命初期の辛酸をなめた方です。これは直接夫人から伺いました。夫人は二歳の時に父に連れられて長崎から函館までを旅行した方であり、パリで動物生態学を研究されています。富裕な階級の出身でありましょうが、いかにして革命後のロシアから脱出され、教授と結ばれたかは秘して語られませんでしたし、強いて伺うのは憚られました。若き日はヴェ・エリ・ボロヴィコフスキー描く「エム・ペー・ロプーヒナの肖像」（トレチャコフ美術館）のごときかん気の目鼻立ちの大きい円顔の美少女だったでしょう。

魔女狩り讃美への教授の反撃――それはあくまで冷静さを失わないものですが、氷の中の火のごとき情熱に裏打ちされていると思います――がスターリン時代のロシアの苦難とどこかでつながるというのは私の自由連想にすぎませんけれども、われわれにとって幸運なことに、一九四三年から一九五三年までの十年間、教授はシャッフハウゼン精神病院の副院長であり、ロールシャッハ家とエランベルジェ家は親しい隣人となったわけです。これが、教授のロールシャッハ伝を一等資料としている、その背景です。

エランベルジェ夫人は、今なおロシア語を自分のことばとして守っておられる方です。三十年近く新大陸で暮らされてなお英語を同化されずに通されたのはただごとではありません。といえば、かたくなな女性と思われるでしょうが、生まれながらの生態学者と言うのが打ってつけな程に知的好奇心の旺盛な方です。実際、お会いしてすぐ言われたのは、みごとな筆致で尾長鶏を描かれ、日本の西南の小島に棲んでいるはずだから見にゆきたい、ということで、われわれは、〝マリエンキー・オーストロフ〟(小さい島)が四国と理解するのに多少時間がかかりましたし、夫人はわずか五〇〇キロほど先の小島に行くのがそんなに難しいことなのか、どうしても解しかねる風でした。この好奇心と並んで強烈な印象を与えたのがロシア語への愛で、完璧なロシア語を話せる人を求めて東京に見出せず、名古屋になく、彼女はひとりで大阪まで出かけたのです。一般に閉鎖的といわれる、スイスの小さな街で夫人とロールシャッハ夫人がどれだけ熱烈に語り合われたか、眼に浮かぶような気がします。教授のロールシャッハ伝は、夫妻がシャッフハウゼンを去ってカンサス州トペカのメニンガー・クリニックに移られたちょうど一年後に出版されています。骨子は、おそらく両家の交際の中で熟成していったにちがいありませんし、昨秋私たちが見せられた、あの驚くべき「原ロールシャッハ」とでもいうべきものの原版をふくめて多量の資料もその間に教授の手にゆだねられたに違いありません。さらにいえば、教授はシャッフハウゼンに転任される前、ロールシャッハのゆかり深いヴァルダウの精神病院に二年間（一九四一―四三年）勤務してロールシャッハが刺激された有名な患者画家ヴェルフリの絵を目にしておられます。

これらは、エランベルジェ教授がロールシャッハを語る上で第一級の〝権利〟を有しておられることを証明するものと信じます。むろん、私は教授の一句一句を金科玉条と受け取るべきだというのではありません。第一、それは教授が――「つねに批判的であれ」とは教授の信条の一つです――もっとも嫌われるところでしょう。しかし、たしかにロールシャッハ法の改革者エクスナーが、「ロールシャッハが早世したことはある意味ではロールシャッハ・テストの発展に幸いした――直伝の弟子はなく、また、ロールシャッハが、マルクスの『資本論』（これも実は未完の書なのですが）のような扱いをされる決定的著作を残さなかった点において」――と言うのは一理があるにしても、エランベルジェ教授をエクスナーが全く無視していることはやはり正当化されないと思います。エランベルジェ教授は、ロールシャッハが夭折しなければさらに大きな仕事をしたであろう、といわれるのです（ロールシャッハ・テストにとどまらず）が、これは説得力のある主張と思います。

エランベルジェ教授が日本で示されたもの、それは、私たちには驚くべきものでした。先駆者のケルナーの晩年の「クレクソグラフィエン」、シーモン・ヘンスの図版（たしかに稚拙なものではありました）、それだけならば、まだ、好奇心の対象であったでしょう。しかし、原ロールシャッハの図版は！——私が通訳でなかったら、もっと眼底にやきつけておけたと思います。しかし、たとえば、第五図版の上には、雲のような不定型の縦長の、濃淡の強い（しかし全体としては現在の上半部よりは薄い）大きなシミがありました。そして、少なくとも私の知らなかったことですが、原ロールシャッハには、すべてのカードに縁に黒枠があったのです。

ここで、聴衆の大半は私の顔を見ました。私は、枠のあるとなしとで、「なぐり描き法」のようなロールシャッハに通じる投影描画法においても[23~25]、HTPのような、もっと規定のきびしい描画法においても[26]、反応が全く異なることをおよそ十年前に気づき、発表してきたからです。エランベルジェ教授は、ロールシャッハがなぜ枠をつけたかは知らない、と言われました。たしかに、私のように偶然の発見だったかもしれません。しかし、とにかく、ロールシャッハは枠の効果を——私もそれを十分解き明かしているとは言えません——とうに知っていた、ということは動かせません。

なぜ、ロールシャッハが枠を取り払ったかも謎です。しかし、無名の彼が印刷屋からの注文にしばしば折れなければならなかったことはよく知られたことですし、相手もあまり腕のよい印刷屋ではなかったようです（みごとなグラフィック・デザインと印刷技術を誇るスイスの現在からみて何という距たりでしょう）。印刷に少し詳しい友人の言によれば、ああいう漠然とした図形ときちんと対応した位置関係を保って枠を印刷することは、図形と別箇に枠を印刷するならばかなり難しく、印刷屋がその手間を嫌っても不思議ではなかろう、ということです。ありうることと思います（私はエランベルジェ教授にスライドの貸与とそれを含め講演の本誌への掲載許可を求めようとしましたが、教授はすでに南仏の避寒地へ去られたあとでした。教授のモンレアル帰還を待って私は手紙を出しましたが、許可が得られるとしても本誌本号の発刊には到底間に合いません。私が、編集者への手紙でせめてもの責を塞ごうとするゆえんです）。

教授は、科学史における発見を三つに分けます。第一は、連続的な進歩の結実で、もう一つは、ケプラー、ニュートン、アインシュタインなどによってなされたような、革命的な飛躍です。教授はこれを科学史についての二つの観方としていますが、科学史家トーマス・クーンのことばを使えば、前者は「通常科学者 ordinary scientists」、後者は「パラダイム建設科学者 paradigm-making scientists」の仕事ということになりましょう。クーンはのちに自らの説を否定しているのですが、著者の否定にもかかわらずこの概念は独り歩きをつづけています。レヴィ＝ブリュールの「述語論理」の場合と似ておりましょうか。

以上に対して、エランベルジェ教授は、第三のコースを考えます。それは、非合理的な出発点から長い過程を経て大発見のなされる場合で、ロールシャッハ・テストはまさにそれだ、というのです。「科学はその結果においては合理的だが、動機は不合理だ《アブシュルド》」といったポール・ヴァレリーの見解に近いといえましょうか。

その系列としてユスティーヌス・ケルナー、シーモン・ヘンス、ヘルマン・ロールシャッハの三つの名を挙げます。

ケルナーの紹介は、『無意識の発見』所載の伝記とほとんど字句まで一致しますので、この力動精神医学の忘れられた先駆者の伝記は省略しますが、陽気で客好きだった彼も晩年は妻を失い、視力が下がってきて、薄明の孤独な生活を送るようになります。視力低下のため、手紙によくインクをこぼすようになります。この手紙をたたんだ時に、彼はインクブロットを発見するわけです。再発見といったほうがよいらしい——というのは、それをみて、彼は学童時代にもインクブロットをつくって級友とあてっこをしたことを思い出すからです。ケルナーの作りあげたものは、スライドでみる限り、インクブロットから出発して、いろいろ修正付加を加えたもので、全体として大変おどろおどろしい印象を与えます。彼自身、その陰うつさにびっくりしたようですが、感興のままに詩句を下に書き加えます。（彼はマイナー・ポウエットで、今日まで愛誦されている二、三の詩があるそうです。）全部で四十枚を選び、順序を考えて一つのストーリーをつくります。ダンテの神曲に似て、まず、冥府《ハデス》、つまり死者の一時逗留地に招かれるのが第一部、堕地獄者が永劫に停まる地獄自体が第二部ですが、最後は、神の意志をうべなう熱烈な祈りで終わります。詩人自身は骸骨で、悪は猫の姿で登場します。天地の合唱に追いたてられる悪の黒い蝶の群などは、かなり強い印象を与えます。エランベルジェ教授によれば、図版の中には詩人医師の幼時体験や生地の伝説がうかがわれるそうです。結局、この仕事をとおして彼は自らの抑うつを除反応したのだ、とエランベルジェ教授は見ています。一八五七年、ケルナーは"Kleksographien"の題でこれを出版します（追記——西独版レクラム文庫「ケルナー選集」所収(補注3)）。

その後、アメリカのホイップルやロシアのルィバコフが、インクブロット・テストを考案しているが、はっきりしたことはわかっていないし、それに比べてシーモン・ヘンスが重要なのはロールシャッハの直接の先駆者だからだと教授は評価します。

ヘンスはポーランド人の学生で一九一七年にチューリヒ大学医学部の卒業論文にインクブロット・テストを選びます。全部で八枚ですが、「一枚選び出すのは二十〜三十枚必要だった。想像力を刺激するカードをつくるのは大変難しい」とヘンスは言っているそうです。これを被検者千二百人（うち十〜十五歳の児童千人、正常成人百人、精神障害者百人）に使ってみます。ヘンスは、カードが単なる幻想刺激作用だけでなく、認知の全過程が関与することに気付いているが、主目的は内容分析にあったそうです。児童では男女差はなく、裕福な家の子と貧民の子との間に差があって、貧しい家の子の幻想はまずしく、

「幻想の栄養不良」ということばを使っています（一九一七年といえば東欧では栄養不良が深刻な問題の時でした。スイスではそれ程でなくても）。また、教師の性格やその日の事件を反映している、たとえば、地理の授業の前は〝地理学的〟反応が多かった、と教授は述べています。成人の場合、全員の中で〝隠れたコンプレックス〟はわずか二つしか出てこなかったそうです。非常に浅いところを捉える図形なのでしょう。うつ病者は幻想が抑止されているし、器質性脳障害患者は保続傾向があり、統合失調症者は奇妙な反応をするので、精神障害の診断に役立つし、全体に反応する者も部分に反応する者もいるが、今後の問題だ、とし、色付きのカードを使ったら面白かろう、と言っているそうです。

こう書けば、ロールシャッハの発見の皮一枚下まで迫っているようですが、実際は、エランベルジェ教授も言われる通り、ヘンスの仕事が無視されたのも当然で、ロールシャッハ・カードを見なれている今日のわれわれからみればヘンスのカードの図形の劣悪さに驚きます。かえってよくこんなカードであれだけのことがわかったと感心する、と教授が言われるのは、まったくその通りで、私も、思い浮かべようとしても、ヘンスのカードのスライドは、八枚全部を見せてもらったのに、ごくおぼろげにしか記憶に残っていないのです。ロールシャッハ・カードの、一度見たものに忘れられない印象を残すヴォルテージの強さと、実に対照的でした。

しかし、ヘンスの論文を面白く読んだ読者が一人いた。それがヘルマン・ロールシャッハその人だった、ということです。

エランベルジェ教授は、何度も、ロールシャッハは単にロールシャッハ・テストの発明者ではない、画家でもあり、第一、才能が違った、と言います。実際、彼は病者の絵画研究に手を染めた最初の人たちの一人であり、また民俗学、特にスイスの〝新興宗教〟研究はすぐれたものだといいます。『精神診断学』は単なるテストの指南ではない、それは予備的な素描だけれども、人間心性についての新しい独創的な理論の書だ、と教授は評価し、彼の早い死をいたみます（では、ロールシャッハが生きながらえたらどんな精神医学をつくっただろうかと私が質問しましたところ、教授はしばらく考えて、現代の現象学的精神医学に近いものになったろうと答えられました。もっともこの問題はもう少し考えてみる価値があるように私は思います。教授の予期しなかった質問のように見えました）。

教授は、ロールシャッハを十九世紀初頭のロマン派医学者に近い人だとします（ジャネ、アードラー以外の主な力動精神医学者に教授が好んで下す評価です）。もっと進んで教授は、歯に衣を着せぬ一方、包容力があり、会話好きで、人間心性の神秘的領域に関心が強い点でケルナーに非常に似ている、とします。

幼年時代のロールシャッハはクレックスというあだ名を奉られていたが、それは練習帳にインクのシミをつくって遊んでいたからで、先生に「ユスティーヌス・ケルナーという名の偉大な詩人なら許されるが、ヘルマン・ロールシャッハという名の小童《こわっぱ》では駄目だ」と叱られたというギュンター・シュパイヒャーの伝える有名な挿話に付け加えて、ロールシャッハは自著にほんとうにケルナーと同じ『クレクソグラフィー』という題名をつけようとしたので、友人のモールゲンターラーが『精神診断学』という名に変えさせたのだと教授は教えられました。

ロールシャッハは画家か医学生かと迷った末に医学を選んだ人で、この審美眼と資質があってあのカードが出来たのだ、と教授は考えています。更に精神病者の絵画、特にヴァルダウの精神病院に入院中の画家アドルフ・ヴェルフリの作品を沢山見たことが非常に影響しています。特に内容よりも形式が問題であるのを気付かされています。この発見は、それに先立つミュンスターリンゲン精神病院時代に溯り、ある患者の「最後の晩餐」の絵に始まるそうですが、ヴェルフリの作品を多数みることでこの確信は強まったらしいのです。といっても、八年前、ミュンスターリンゲン時代に学童相手にちょっとやってみただけのインクブロットへの興味を一九一七年に急にかきたてたのはヘンスの論文を読んでのことで、これがなければ、ロールシャッハは晩年ゆっくりまとめつつあったスイスの新興宗教的キリスト教小会派の研究者ということになったでしょう。

教授は、ロールシャッハ・テストがヘンスのテストと比べて格段にすぐれている点を四つ挙げられました。

第一はカードの美と魅力の差、そして一部にカラー・カードがあったこと、第二は、ヘンスは幻想のテストとしたのに、ロールシャッハは人格診断のテストになることを直ちに見抜いたことで、ヘンスは解釈もろくにしなかったのに、ロールシャッハはブラインド・アナリシスまで進んだこと、第三は実験心理学的にみて、記録と評価のシステムを作製したこと、第四は、ヘンスの論文は、テストはこういうもので用途はかくかくとし、得られた結果をただ並べているが、『精神診断学』は人間心性の一般理論を底に秘めている、——以下の四点です。

しかしロールシャッハには最後の最後まで邪魔が入ったので、十五枚のカードが十枚に減らされたのをはじめ、枠は外され、カードの大きさは小さくされ、図形の一部は除去され、黒一様の部分に陰影が生じたのですが、しかし、この偶然は不幸とはいえず、新しい可能性を開いたと思う、と教授はむすばれました。

この点についてロールシャッハの専門家でない私が口をさしはさむのはおこがましき限りと思います。しかし、多少臨床にたずさわっているものとして自然に浮かんだ感想を少し述べますと、陰影はたしかにそういえるし、十五枚は、多くの精神病者には過大な侵襲だったろうと思いますが、枠は、幸とも不幸ともいえず、枠があれば全体反応が増加し、またより深層の問題が出て来て、テストの場は遊びよりもっと深刻な問題となったろうし、その結果、一部の人たち（たとえば急性精神病者）はもっとパニックを起こしたかもしれないが、また一部の人たち（たとえば慢性精神病患者）はもっと多い反応を出したかもしれないという気がします。これは私の「枠づけ法」の乏しい経験からの感想です。しかし――と私は訝るのです。ロールシャッハは印刷の段階でカードの改変を強いられた、それでは『精神診断学』は、新しいカードでなされた結果なのか、それとも、〝原カード〟でつくられた結果が、全部といわないまでも入っているのではなかろうか、という疑問です。これは教授に質問しそこねましたし、あるいはロールシャッハの専門家の間ではわかっていることなのかもしれませんが、そんな疑問がふと浮かんだことを記して筆をおきます。(注2)

（「ロールシャッハ研究」二二、金子書房、一九八〇年）

注

（注1） Prof. H. E. Ellenberger and H. Rorschach――an Encounter（岡部教授に宛てた公開書簡）

（注2） 教授のその後のお手紙では『精神診断学』には現行カードが使われただろうとのことでした。

文献（初出当時のままとする）

（1） Ellenberger, H. F.: The Discovery of the Unconscious――The History of Dynamic

Psychiatry. Basic Books, Inc. 1970.（独、仏、伊、西訳あり。なお著者によると、英語原版は第二刷以降に拠られたく、独訳はほぼ完璧、仏訳は数百の誤訳があったが現在は訂正済。イタリア訳は無断で訳したのはけしからぬが訳文はよい、との評価です。）

（2）Ellenberger, H. F.: From Justinus Kerner to Hermann Rorschach――The History of the Inkblot.（Typescript）1979.

（3）Ellenberger, H. F.: The Life and Work of Pierre Janet.（Typescript）1979.

（4）Ellenberger, H. F.: Evolution of the Ideas about the Nature of the Psychotherapeutic Process in the Western World.（Typescript, due to publication by Taniguchi Foundation, Division of the History of Medicine）1979.

（5）H・F・エランベルジェ（加藤敏訳）「ピエール・ジャネの生涯と業績」臨床精神医学、九巻一号、七一―八〇頁、一九八〇年。

（6）H・F・エレンベルガー（木村敏・中井久夫監訳）『無意識の発見――力動精神医学史』弘文堂、一九八〇年。（著者最新の正誤表にしたがって訳出し、地図、年表を付す。「エレンベルガー」なる表記は著者の二代前までの由緒あるスイス的呼称で、邦訳に当ってとくに希望されたものである。）

（7）Nakai, H.: The European Witch-Craze as Viewed by an Asian Psychiatrist.（Typescript, due to publication by Taniguchi Foundation, Division of the History of Medicine）1979.

（8）Ellenberger, H. F.: On Reading Dr. H. Nakai's Paper on the European Witch-Craze.

(Typescript) 1979.
(9) Kindt, Hildeburg: Katatonie——Ein Modell psychischer Krankheit. Forum der Psychiatrie Series, Enke, Stuttgart, 1980.
(10) Ellenberger, H. F.: Le Syndrome psychologique de la catatonie, Société d'imprimerie et de librairie, 1934.
(11) Ellenberger, H. F.: Hermann Rorschach, M. D.——A Biographical Study (Title on the cover); The Life and Work of Hermann Rorschach (1884-1922) (Title at the beginning of the article); Bulletin of the Menninger Clinic, 18, (5) 174-219, 1954.
(12) H・ロールシャッハ(東京ロールシャッハ研究会訳)『精神診断学、付 H・ロールシャッハ伝』牧書店、一九六四年。
(13) H・ロールシャッハ(片口安史訳)『精神診断学(改訳版)』金子書房、一九七六年。
(14) Ellenberger, H. F.: La vida y la obra de Hermann Rorschach (1884-1922), Revista de Psicología General y Aplicada, 1958.
(15) Ellenberger, H. F.: Condensed in German by Ewald Bohm in his Lehrbuch der Rorschach-Psychodiagnostik, 1957.
(16) Ellenberger, H. F.: Leben und Werk Hermann Rorschachs, übersetzt von Dr. Paul Watzlawick, Gesammelte Aufsätze, 1965.
(17) Ellenberger, H. F.: La Vie et L'Œuvre de Hermann Rorschach (1884-1922) in: Les Mouvements de libération mythique et autres essais sur l'histoire de la psychiatrie,

Quinze/Critère, Montréal, Canada.

(18) Ellenberger, H. F.: The Mosaic Test in use on the psychotherapy of children. 1948.

(19) Ellenberger, H. F.: A propos de l'analyse du destin de Szondi, L'Evolution psychiatrique, 1948.

(20) Ellenberger, H. F.: The Use of Lowenfeld Mosaic Test in Mental Disorder, The Lowenfeld Mosaic Test, 1954.

(21) Heinrich Kramer alias Institoris et Jakob Sprenger: Malleus Maleficarum, Translated with an introduction, bibliography and notes by the Rev. Montagu Summers, The Pushkin Press, 1948.

(22) Ellenberger, H. F.: A propos du "Malleus Maleficarum", Revue suisse de psychologie pure et appliquée, **10**, 2. 1951.

(23) 中井久夫「精神分裂病者の精神療法における描画の使用」芸術療法、二号、七八—八九頁、一九七〇年。

(24) 中井久夫「描画をとおしてみた精神障害者とくに精《マ》神分裂病《マ》者における心理的空間の構造」芸術療法、三号、三七—五一頁、一九七一年。

(25) 中井久夫「枠づけ法覚え書」芸術療法、五号、一五—一九頁、一九七四年。

(26) 細木照敏・中井久夫・大森淑子・高橋直美「多面的ＨＴＰ法の試み」芸術療法、三号、六一—六七頁、一九七一年。

補注

（補注1）この一文は論文原稿の翻訳許可の著者からの手紙が『ロールシャッハ誌』XXII号には間に合わなかったため、編集者の依頼で私が通訳者としてききとった限りの名古屋での講演のあらましを伝えようとしたものである。

（補注2）『無意識の発見』邦訳あとがきおよび原著者による訂正である。

（補注3）Justinus Kerner: Ausgewählte Werke, hrsg. von Günther Grimm, Philipp Reclam jun., Stuttgart, 1981.

（補注4）文献（4）、（7）はThe History of Psychiatryとして東京・菜根社より一九八二年に出版され単行本に収録されている。

（補注5）大著『無意識の発見』は二〇一一年現在までに私の知る限りドイツ語、イタリア語およびフランス語（二度）に訳されたが、なぜか現在も三十年間出版されつづけているのは邦訳である。なお、エランベルジェ著作集は米国、フランスにおいてそれぞれ一巻本が出版されたが、それらのほとんどすべてと犯罪精神医学関係の論文を合わせてもっとも詳細な三巻の著作集がみすず書房から私の単独訳で出版された。また、お孫さんのために書かれた童話『いろいろずきん』も同書房から私の訳と挿画で出版された。なお、エランベルジェ先生はその後精神医学の教科書を共著として書かれている。一九九三年に八十五歳で亡くなられた。

ケルナーの『クレクソグラフィー』は西丸四方先生のお弟子さんが訳しているが、西丸先生の依頼で詩の部分は私が訳し直して、星和書店から出版された（巧緻な詩ではないが）。

詩のレベルと訳の難易とは別で、まる一年苦闘したことを思い出す。

少し長いあとがき

中井久夫

このコレクションも半ばを越えた。この辺でおまえの主な仕事は何だと問いただしたくなる人もいるのではあるまいか。私も、はて、私は何をしてきたんだろうと振り返って考えてみたくなる。

この巻は思春期を主題にしているようであるけれども、それは私が名古屋市立大学に移って、その児童グループが思春期への鍬入れを行なうところに参加したのが始まりである。当時は、この時期をテーマにした勉強会は他にあったかもしれないけれども、思春期について一冊の本を著すのは初めてであったかと思う。以後、私はいわば応用問題をいろいろ周囲から出されて、その答えに苦しむのである。このコレクションの中には、実はそういう問題が多くて、思春期はその始まりの一つであろうか。

しかし、私の拠って立つ灯台は、それまで九年間続けた、主に統合失調症の臨床であったことは以後も変わらない。私の基本的な疑問は、統合失調症がそれほどにも人を悩ますのは疑いないけれども、では、どうして普通の身体に備わっている守りの仕組みが働かないのだろうということである。

睡眠が妨げられるのは患者の誰もが経験している。睡眠は、夜中に現われて昼間に乱したものを片づける「七人のこびと」である。だから、何よりもまず睡眠が問題である。眠らないと頭の中が「ちらかる」。統合失調症の失調のおおもとである。

次にそれと関連して夢である。悩みがいろいろの形で夢に出ることは誰でも知っているが、患者が悩む幻覚や妄想にかぎって夢に出てこないのがふしぎである。そもそも夢には昼間の思考で消化できなかったものを消化してくれる役目がある。夢の消化の働きでも処理できなかった「しがみ滓」が目覚めた直後の夢である。だから、夢は「わけがわからなくて当然」である。大熊輝雄教授の時代の鳥取大学の研究では、脳波で二時間前後ごとに訪れる夢みる時期のREM期に叩き起こして統合失調症患者に夢を尋ねているが、寂しい夢、孤独な夢はあっても幻覚や妄想は出てこない。幻聴や妄想は夢世界の悩みの種になれないのか。

「夢に幻聴が現われたら教えてね」と患者に頼んでおくと、ある時「出てきました、出てきました」という。「昼間は?」と尋ねると、「あ、薄くなっています」さらには「あれ、ないですね」である。つまり、夢が受け入れてくれればしめたものである。妄想のほうは、血なまぐさい夢として回復期に現われる。妄想そのままを夢みることはまずない。

次は、「ストレス関連の身体症状」がない。なぜ、胃に穴があかないのか、高血圧にもならないのか。ふしぎである。もっとも、患者の訴えは看護日誌にしかないことが多い。医師が軽症の身体病として個別的に対症療法をして済ませていることも多かろう。円形脱毛症が回復期の女性に多いというのは、彼女らが髪に注意を払うようになったからである。男性にも同じほどある。もっとも、その治りの早さは皮膚科医が信じられないほどである。何年もかかる円形脱毛症単独の治りにくさは、そこでそれ以上重大な事態を食い止めている主な防衛線になっているからか。

また、非常な苦痛には失神などの意識障害が起こってもよさそうである。実際、精神科病院長の集まりできくと意外に多く、二割ぐらいが経験している。さらに死という究極の解決はどうか。突然死も唐突な自殺もある。また、超高熱を出して亡くなる致死性緊張病は四〇年前、当時、全国で毎年三〇〇例ぐらいと推測されていた。無視できない数である。私は、特に回復の初期に、これらの事態が現われるのを観察した。振り返って調べると、発病期にもあった。

なお、統合失調症を経験した人たちから教わったのは、本当に恐ろしいのは、上は天まで、下は大地の底までが裂ける体験である。幻覚や妄想はそれに比べれば「何ほどのこともない」とある人はいった。この恐怖体験こそ統合失調症の核心ではないか。サリヴァンはすでに書いていたが、ふつうの読者が気づかないようにそれについての記述をあちこちに散らばさせている。

私は考えをすすめて、統合失調症状態の実現は生体に望ましくないはずだから、その実現を妨げるシステムがあるはずで、それは統合失調症が主にヒトに現われるとすれば、最近現われたものであるから、そういう場合に多いように、以前別の役割をしていたものの転用であっても不思議ではない。さまざまなストレス対抗システムが作動を断念した時、統合失調症という逆説的事態が始まるのであり、再び作動しはじめた時に回復が始まると私は考え、その境界期を臨界期と呼んだ。

その時期を突き止めるためのグラフを発案し、年表を添えた。生物学者はグラフがかければしめたものである。

私のグラフは横軸を時計時間にとり、縦軸の項目も一切分類せずに発生の順に並べた。もちろん在来の精神症状分類は一切使わない。もっとも、初期のころは、精神症状と身体症状とをわけたりしているが、無意味と思った。発生順に並べるから縦軸も一種の時間軸になる。ここで、発生したらずっと続くのを持続症状という。これは横軸と並行する。リレー式に次の症状に移ってゆくこともあって、これはグラフ上で斜線になる。これをリレー症状、時期を問わず散らばるのを散発症状などと分類できる。もっとも重要なのはバトン・タッチするようにある症状が消えて次の症状に移ってゆく場合である。この移りゆきには事件や夢や絵画や言動が連動する。

私は診断にも敬意は払っているが、経過のほうをはるかに重視する。診断は「治療のための仮説」であり、「ヒマラヤ山脈」をまとめて捉えるようなものである。個々の山に登り、降りてくるには、個々の山の登攀ルートを個々の山について偵察しなければならない。その一つが個別のケースのグラフ表示であり、絵画や粘土である。

私の方法は、真っ先に看護師の支持を得た。そして勤めていた私立精神科病院では私の退職後にも二〇年以上伝えられてきたとも聞いた。実際、医療は（ある時点での）診断を重視し、看護は経過が根幹である。患者、家族にもグラフのほうがわかりやすいようである。患者の了承を得て、家族にグラフを差し上げたこともある。

二〇一一年になって、中日新聞の科学記者・蘆原千晶さんが震災関連でやってこられた。分子生物学の大学院修了者であるが、話が私の仕事に及んでグラフを見せたところ、「一目瞭然」と叫んだ。細かいグラフを描く変わった人間とされてきた私の長年の胸のつかえが下りた。もっとも、後で私の少し若き同僚の高宜良《こうういりゃん》さんに聞くと、たいていの人は「縦軸が無分類で発生順」ということに気づかなかったらしい。

さらに私は、絵画や図形テストを編み出して、経過の観察を補強し、時には主流とした。八割以上の患者が簡単な補助手段で絵を描くことができた。絵は患者に言葉よりも自由裁量を許し、士気を高める。そして、メタファーとして患者が解説する。画を添え木とした言語への回帰である。

これらの方法は別個にまた一つのシステムにまとめることができる。精神の自由度と自己コントロールの回復を推測するマイルストーンとして使える。

以上が私の日常診療の土台であった。

私はそのころ東大分院から名古屋市立大学医学部精神科（木村敏教授）に移籍した。名市大・医局投票の結果である。当時は東大が紛争のために入学試験を中止した一年後であった。

私には助教授としての仕事が加わった。特に教育と大学占拠への対処である。その間を縫って臨床中心の精神医学を構築しようとした。たとえば冒頭の思春期論は山中康裕講師（後の京大教授）が提案した勉強会の発表で、思春期についての本の最初だそうである。

私は、一般に、患者の生活や行動パターン、リハビリテーション、精神医学史に軸足を移していった。神戸大学に移った時期は、全国的に精神科再建中途の時期で、臨床への回帰の流れの中で、基本的な構えや臨床感覚について語ったことをテープから起こしたものが多い。

私の研究の海外への発表はたった一度。一九七七年初秋、南独の小都市フロイデンシュタットのドイツ語圏表現病理学会で行った。二面のスライドを使って一面は私の手書きの〝優雅な〟筆記体の原稿を掲げ、もう一面に患者の絵や経過グラフを掲げた。発表はほぼ完全に理解されたようだが、議長は「われわれは回復の経過など考えたこともないので討議できない。どうしてそういうことを思いついたのか」「混沌に多少の秩序を持ち込もうとしたのです」(納得)で終わった。山中氏は写真機を患者に持たせて自由に写させた映像の絢爛たるシリーズを示す児童症例を見せた。結局、その代わりにホテルで晩餐を御馳走になり、翌日にはチュービンゲン大学を中心にこの地方の案内を買って出る人がいた。主な数人との文通は彼らの引退まで続いたが、病的なものへの彼らの偏執は変わらなかった。

経過を追うことは、ナースやサイコロジスト、ケースワーカーの関心のほうに近いらしいのは私の『隣の病い』の解説者、藤川洋子さんのいうとおりであって、たしかにそのことは医師にまさるとも劣らぬ重要性があると私は思う。

サリヴァン翻訳と私の縁について一言。みすず書房は井村恒郎・日大精神科教授の訳による出版予告を行っていたが、先生の病いのために出版が一〇年以上遅れていた。私が先生から依頼されたのは、私の勤務先が日大系であって、先生と時々会食をする機会があり、たまたま日大出身者の論文の英文抄録を仕上げた私を目にとめられての依頼である。日大出身者との共訳という形とした。私の家で家内と話したところ、「私が計画している統合失調症の本よりサリヴァンを訳すほうが日本の精神科医のためになるだろう」という結論になって、結局二冊の著作を残して翻訳し、共訳の場合文体統一のために、全文を私が書き直し、小見出しを付け、テープに入れて聴いてもらってわかりにくいところをチェックしてもらっている。サリヴァンの創立したワシントン精神医学校では、日本からの留学生が邦訳から逆英訳して難読部分をアメリカ人学生に教えたという話があった。

計画していた統合失調症論をついに書かないで終わりそうだ、あらかたの内容はあちこちに散在しているだろう。「重要文献シリーズ Heritage」（みすず書房、二〇一〇年）の「統合失調症1」「統合失調症2」には、一九七〇年以降に集中して行った統合失調症の経過とタイプ編が集まっている。2のほうが回復過程であって、こちらが先である。そして、「統合失調症2」は中外製薬のPR誌であった「芸術療法」誌、2、3、4に連載したものの要約である（原文は岩崎学術出版社版、著作集二巻に収めてある）。最初に予告篇的なものが出たのは文芸誌「ユリイカ」である。当時は精神医学の出版がきわめて困難であった。

最後になりましたが、牧場の野草を花束に纏めてくださった筑摩書房の編集者・湯原法史さんと町田さおりさんにお礼を申し上げます。著者は時々、花束の中に組み込まれて、はたしてこれはぼくが書いたのかなと眼をこすりたくなる自分に気づきます。

解説　私たちの思春期

滝川一廣

1

書名から窺えるように思春期についての論考が本書の大きな柱になっている。

まずは「思春期患者とその治療者」。これは私にとって思い出の深いもので、三河湾を見下ろす山荘で思春期臨床を巡るワークショップが一晩泊まりで催され、そのとき先生が語られた話が原型となっている。精神医学教室でじかに教えを受けた身なので（なんと幸運だったことか）、ここでも「先生」とお呼びしたい。思い出深いというのは、そのワークショップに私も発表者のひとりとして引っぱっていかれて同席したためである。そのおりの先生のレジュメが今も手元にある。一九七七年、医師になって三年目、まだヒヨコの頃だった。ワークショップの内容は一書（『思春期の精神病理と治療』岩崎学術出版社、一九七八）にまとめられ、そこに所収されたのがこの論考である。ワークショップが済み夜の酒席になって、「第二の思春期」という話題で盛り上がった。

中井先生が児童期・思春期を語る文体には何か独特のものがあって、文章の語り口と実際にその年齢の患者さんに先生が語りかける口調とは、幾度も診療場面に陪席した私にはどこか重なりあう。どう言いあらわしたらよいだろうか。

幼児期から児童期、そして思春期を私たちは案外うかうかと通り過ぎている。それがしあわせな成長の歩み方なのであろう。けれども、うかうかとはゆかず、鋭く感じ、考えながらそれらの日々を過ごす子もいる。感受力や知力の高さともいえるが、たとえそこは高くてもまだ子どもで現実能力・対処能力も同じレベルに高いわけでないため、こうした子どもはかえって身のおぼつかなさをつよく意識する。そして孤独である。

精神科医を訪れる子どもたちを診ると、このタイプの子の失調がひとつの大きなグループをなしているように思う。やはり大変なのである。おそらく中井先生もこのタイプの子ども時代を過ごし、ひそかに耐え、ひそかにたたかってきたにちがいない。戦中、子どもにとってきわめて過酷だった時代に。

その論考からわかるとおり、先生はフロイトやサリヴァンのような系統だてた発達論から子どもを語ることはされない。代わりに「おのれの思春期をリアルに回想できる人間は実は少ない。精神科医も例外でなく、自己の青春期体験の記憶はおぼつかないのがむしろ普通であろう。しかし類型的な思春期像に頼ろうとしてもはかない」というそのリアルな思春期を（もちろん児童期も）鮮やかにこころの奥にとどめている。子どもを生きるとは、思春期を生きるとは、どんな景色を生きることなのか。その景色を深く知っているのである。中井先生の診察のトーンには、まさにその景色のただなかを生きる者への敬意といたわりがこもっていた。

2

本書にはサリヴァン、ラッセル、ウィーナーら、天才と呼ばれる人々への考察も所載されているが、かれらの子ども時代に深く測針が降りているのはけだし当然であろう。たしか江藤淳が「金の卵を産む鶏」の寓話を引き合いに、人々は天才を賞賛し羨むけれども「金の卵」が貴重で羨ましいだけで「金の卵」を産む（ほかない）鶏の苦しみは知らないとどこかに書いていた。中井先生の眼差しはその苦しみにまっすぐ向かっている。そして、これは幾ばくか先生のものでもあろうかと思う。天才となにやらは紙一重の俗諺の正否はおくとして、児童期・思春期をクリティカルな分水嶺をわたるように歩む子どもたちは決してまれではない。失調に転ぶか、辛くもわたりきるかには紙一重のところが確かにある。

この時期をいかにわたりきるか、それが何に支えられるかは、児童・思春期臨床の大きなテーマである。自身の体験や臨床の経験を踏まえて、そこが述べられている。たとえば天文学や地図や切手の世界を支えとする子どもたちがいる。眼前の現実から遠く離れられる世界であり、想像力や幻想を刺激する世界であり、また知的な蘊蓄を追求できる世界でもある。それらが護りとなってくれるのだろう。

思春期に入るとピアジェ流にいえば具体的操作期から形式的操作期に移り、さらに日常から遠い、抽象度の高い観念世界へとこころが開かれてゆく。たとえば数学や哲学、詩などの世界。これらの世界への没入は長く思春期の一定型をなしてきた。この世界に護りや救いを求めるためだろう。現在これはネットの世界に代わられつつあろうか。ただ、ネットにあふれる観念世界は時の風雪に耐えてきたものでない。観念世界に開かれはじめたとき、風雪に磨かれた世界に出会えるかどうかは大きい気がする。目利きの骨董屋になれるか否かは、駆け出しのときに優れた本物の品々にどれだけ接したかで決まるという。それに似たことが言えるかもしれない。

尾根を無事にわたるには命綱がほしい。いや、命綱と呼べるほどのしっかりした現実との絆が持てていれば苦労はしまい。か細くてもよいから、なんらかの「ひと」とのつながりを得られるかどうかだろう。そこには、巡り合わせの運不運も大きいけれど、本人の発見能力のいかんもかかっている。思春期患者に対してそのか細い綱ともなりうれば、精神科医の役割は果たせたことになろうか。だが、論考に語られているように、この時期の患者はその綱に対して複雑なアンビバレントを抱かざるをえない。

そんな剣が峰をわたることなく、うかうかと子ども時代や思春期を通り過ぎられるにこしたことはない。その先にふつうの卵を産めるのがしあわせな人生だと思う。しかし、人生いずれにせよ面倒で、これも決してたやすくない。ふつうの（平凡な）人生をまっとうするにどれほど努力がいることか。時の流れに護られて「リアルに回想できない」だけで、成長の道筋でぶつかる普遍的な景色として子どもが体験する苦しみや痛みは、鋭利に現われるか否かのちがいだけで、実は誰のものでもある。それは巡り合わせ次第で、どんな子どもにも精神失調をもたらしうる。いや、おとなにもだろう。多かれ少なかれ、わが身のおぼつかなさ、幾ばくかの孤独を、だれしも抱えていまいか。中井先生の論考はそこにこころが届いている。

3

さて、「第二の思春期」について。『思春期の精神病理と治療』に中井先生は「まえがき」も寄せている。本書に所収されていないので、少し長めに引用してみよう。冒頭の部分である。

かつて思春期は詩経、サッポーの昔から詩人のうたうところであった。今、詩人は黙し精神科医が思春期の病理をとりあげるめぐりあわせになったことは、いささか皮肉な事態だと思う。思春期の失調形態がいやおうなしに目につくことは、ヒトの思春期が危機に瀕していることだろうか。

もっとも思春期の終焉に立ち会っているなどと単純にいうまい。思春期を、比較的短期間に完全燃焼する過程と観念することは次第にできなくなっている。本書の礎石になったワークショップでも、しきりに「第二の思春期」として四十歳前後の年齢が論じられた。実際、この時期に学生時代の異性の友人などが妙になつかしく思い出されたりする。クラス会でも在学時代あまり言葉を交わさなかった級友がかえって強く親密さを示してくる。親友になりそこなった思いが二十年後まで潜在していたのであろう。このように思春期に年齢を超えた側面のあることは昭和五十二年、東京での思春期医学会で精神科医小倉清氏が指摘されたとおりであろう。

一九七五（昭和五十）年四月、名古屋市立大学医学部を卒業した私はそのまま同大学の精神医学教室に入った。それまで助教授だった木村敏先生が教授に昇任され、空いた助教授のポストに中井久夫先生が招聘されたちょうどその年度で、新しい教室の歩みとともに私の精神科医としての歩みが始まった。木村教授四十四歳、中井助教授四十一歳。いま思えば、教室全体の年齢構成がなんと若かったことか。

年齢層の若さに加えて、大学紛争・全共闘運動が収束しつつ余波を残していた時代で、アカデミックな強迫性や文部官僚的な強迫性から大学が解かれていた希有な時期だったかもしれない。その自由性があってこの教室の布陣も可能になったのだろう。本書で中井先生は強迫性の病理について何度も言及しておられる。

紛争は惨禍ももたらしたとはいえ、嵐のあと、激しい風雨で洗い尽くされた園庭がふだんにない瑞々しい色を見せるに似た新鮮でヴィヴィッドな空気を大学に残した。これはなにか未来への予感をはらんだ思春期の瑞々しさだった。そのなかで私たちの臨床は始まったのである。「第二の思春期」の言葉の背景には、これがあったと思う。

教室では新しく入ってきた一年目の者を「フレッシュ」と呼んでいた。中井先生がフレッシュ教育を担うことになり、私たちはそのまわりに集まった。新人教育担当者というだけでなく、中井先生も新任のいわば「フレッシュ」で、同期の感覚がどこかあった。先生もいまほどは高名でなく、精神科医になりたての私たちが中井のなの字も知らなかったのは、出逢いとしてさいわいだった。おじけたり幻惑されずに学ぶことができた。一日の仕事が済んだあと医局に三々五々集まってビールなどを飲みながら馬鹿話から精神医療の諸問題まで遅くまで話しこんだものだった。先生は酒もお強かった。もちろん、じきにただ者ではないことはわかってきたけれども、教授の木村敏先生もそうで、精神医学の教授、助教授になるほどの人物はみなこうなのだろうと思っていた。当時の思い出を語りはじめたら尽きない。この時代の教室の雰囲気は、私たちより少し前に教室に入った鈴木茂さんがすでに書いておられる（鈴木茂『境界例vs.分裂病《ママ》』金剛出版、一九九一）。

4

思い出をひとつだけ。思春期の論考を読むうちに、フレッシュグループが助教授室に集まってT・S・エリオットの『荒地』を読んだ記憶がよみがえってきた。これ自体、いささか思春期的なことだったろうか。いちおう英語の勉強ということになっていたと思う。函底を探したら、そのときの黄ばんだコピーが出てきた。

April is the cruellest month, breeding
Lilacs out of the dead land, mixing
Memory and desire, stirring
Dull roots with spring rain.

中井先生が口のなかで味わうようにゆっくり誦されたのが耳に残っている。思春期・青年期にわずかながら現代詩に親しんだ私は鮎川信夫らの『荒地』がこのエリオットの詩から来ていることや有名な第一行は知っていたが、原詩に接するのは初めてだった。のちにカヴァフィスやヴァレリーの優れた訳詩家と知られる人を前にしていようとは当時は思いもしなかったけれど、考えれば、すでに「思春期患者とその治療者」にヴァレリーの詩が引かれ、訳詩がそえられている。

原詩でその韻律に接し、先生の解説と鑑賞つきで、ていねいに『The Waste Land』を読む時間は楽しかった。詩句のさまざまな象徴性が解説され、たとえば第一パラグラフから先生は官能的といってもよいイメージを映像的に浮かび上がらせた。Starnbergerseeは、ルードウィッヒ二世が精神科医のグッテンとともに謎の水死を遂げた湖だと教わり、鷗外の『うたかたの記』に話が及んだ。詩中の会話にでてくる橇すべりから、私は梶井基次郎の『雪後』にでてくるチェホフの短篇を連想したりしたものである。

この思い出を記すのは、懐かしさはもちろんながら、(そのときは気づかなかったけれども)中井先生の臨床の源泉がこういうところにあったと感じるからである。言葉のトーンや韻律への繊細な感覚。これは本書の「病跡学と時代精神」での鷗外の詩の分析にもよくあらわれており、精神療法とはverbal therapyではなくvocal therapyだという、先生がよく口にされるサリヴァンの言葉に通底していないだろうか。そしてイメージ世界の奥ゆきや歴史認識の深さ。これはそのまま患者の体験世界への理解の深さを生む力となっているにちがいない。こうした礎のうえに私などの及びもつかぬ努力が積み重ねられたものが、中井久夫の臨床だと思う。

「一九七〇年代にたとえば十四歳であること、十七歳で、二十歳であることの重さ、をとくに感じないわけにはゆかない」と論考は結ばれている。初出で読んだときは、私はその「重さ」のはらむものをうまくつかめていなかった。つかめぬまま、自身が医師として成長途上の（つまり思春期的な）時代を、思春期の患者と手探りで関わっていたのである。

5

七〇年代とは、どんな時代だったろうか。

日本の産業別就業人口の推移をみれば、ちょうど一九七五年、じりじりと増えてきた第三次産業人口はついに就労人口の五〇パーセントを超え、その後も増加は緩まない。日本人の大多数が消費産業・サービス産業で働くようになったことを意味し、これは社会構造や生活意識に多大な変容をもたらした。戦後一貫して減ってきた中学生の長欠率が一転して上昇に向かい、中学生の、合わせて高校生の不登校の激増が始まったのが七五年である。ときを同じくして、私たちの学生時代にはまれな病いと教わった思春期の摂食障害（拒食症・過食症）がみるみる増えはじめた。七〇年代後半からの思春期は、それまでになかったあらたな思春期問題を示さざるをえず、これは八〇年代後半のバブルとその崩壊を予兆するものだったと言えるだろうか。

中井先生と臨床の場を毎日のように共にしたのは医者となって最初の三年間で、私はその後、岐阜県下の精神病院に赴任した。三年を経て再び大学に戻った前年に先生は神戸に移られた。指を折ってみて、名古屋時代はわずか五年間だったのかと驚く。もっと長い時だった気が去らない。私にとってそれだけプレグナントな時代だったのだろう。この時代、先生も高密度のお仕事をしておられたと思う（ちなみに本書所収の論考の十一篇、つまり過半数が七五年から七九年のものである）。

私は精神科医としても個人としても実によい幸福な時代を過ごせた。「一つの時期をあまりに十分に生ききった者はかえって次の時代に入りにくい、とはサリヴァンの指摘である」と先生は述べられている。たしかにそういうことはある。惑星直列にも似た希有なコンステレーションがあの五年間を作り出し、もう二度とあるまい。いつまで続くものではないという認識は当時ももっていた。

けれども一方で、あるよき時代を十分に生きたという経験は、次の時代を生きる際の支えにもなると思う。私にはそうだった。もっとも、私はうかうかしたところがあるので、あまりに十分には生ききらなかったのでもあろうか。この齢になって顧みれば、もっと生ききる余地があったのでは、という思いもある。が、これは慾というものだろう。目の前には本書も含め多数の幅広い著作がある。それを開けば、私はいつでもあの時代に立ち返られるのである。

本書は一九八五年三月に岩崎学術出版社から刊行された『中井久夫著作集』の第三巻「社会・文化」を中心として、新しく編み直したものである。

治癒神イエスの誕生　山形孝夫

「病気」に負わされた「罪」のメタファから人々を解放すべく闘ったイエス。古代世界から連なる治癒神の系譜をもとに、イエスの実像に迫る。

読む聖書事典　山形孝夫

聖書を知るにはまずこの一冊！ 重要な人名、地名、エピソードをとりあげ、キーワードで物語の流れや深層がわかるように解説した、入門書の決定版。

近現代仏教の歴史　吉田久一

幕藩体制下からオウム真理教まで。社会史・政治史を絡めながら思想史的側面を重視し、主要な問題を網羅した画期的な仏教総合史。（末木文美士）

沙門空海　渡辺照宏／宮坂宥勝

日本仏教史・文化史に偉大な足跡を残す巨人・弘法大師空海にまつわる神話・伝説を洗いおとし、真の生涯に迫る空海伝の定本。（竹内信夫）

自己愛人間　小此木啓吾

思い込みや幻想を生きる力とし、自己像に執着しつづける現代人の心のありようを明快に論じた精神分析学者の代表的論考。（柳田邦男）

戦争における「人殺し」の心理学　デーヴ・グロスマン／安原和見訳

本来、人間には、人を殺すことに強烈な抵抗がある。それを兵士として殺戮の場＝戦争に送りだすにはどうするか。元米軍将校による戦慄の研究書。

ひきこもり文化論　斎藤環

「ひきこもり」にはどんな社会文化的背景があるのか。インターネットとの関係など、多角的にその特質を考察した文化論の集大成。（玄田有史）

精神科医がものを書くとき　中井久夫

高名な精神科医であると同時に優れたエッセイストとしても知られる著者が、研究とその周辺について記した一七篇をまとめる。（斎藤環）

世に棲む患者　中井久夫

アルコール依存症、妄想症、境界例など「身近な」病を腑分けし、社会の中の病者と治療者との微妙な関わりを豊かな比喩を交えて描き出す。（岩井圭司）

「つながり」の精神病理　中井久夫

社会変動がもたらす病いと家族の移り変わりを中心に、老人問題を臨床の視点から読み解き、精神科医としての弁明を試みた珠玉の一九篇。（春日武彦）

「思春期を考える」ことについて　中井久夫

表題作の他「教育と精神衛生」などに加えて、豊かな視野と優れた洞察を物語る「サラリーマン労働」や「病跡学と時代精神」などを収める。（滝川一廣）

「伝える」ことと「伝わる」こと　中井久夫

精神が解体の危機に瀕した時、それを食い止めるのが妄想である。解体か、分裂か。その時、精神はよりましな方として分裂を選ぶ。（江口重幸）

私の「本の世界」　中井久夫

精神医学関連書籍の解説、『みすず』等に掲載の年間読書アンケート等とともに、大きな影響を受けたヴァレリーに関する論考を収める。（松田浩則）

モーセと一神教　ジークムント・フロイト　渡辺哲夫訳

ファシズム台頭期、フロイトはユダヤ民族の文化基盤ユダヤ教に対峙する。自身の精神分析理論を揺るがしかねなかった最晩年の挑戦の書物。

悪について　エーリッヒ・フロム　渡会圭子訳

私たちはなぜ生を軽んじ、自由を放棄し、進んで悪に身をゆだねてしまうのか。人間の本性を克明に描き出した不朽の名著、待望の新訳。（出口剛司）

ラカン入門　向井雅明

複雑怪奇きわまりないラカン理論。だが、概念や理論の歴史的変遷を丹念にたどれば、その全貌を明快に理解できる。『ラカン対ラカン』増補改訂版。

引き裂かれた自己　R・D・レイン　天野衛訳

統合失調症とは、苛酷な現実から自己を守ろうとする決死の努力である。患者の世界に寄り添い、反精神医学の旗手となったレインの主著、改訳版。

素読のすすめ　安達忠夫

素読とは、古典を繰り返し音読すること。内容の理解は考えない。言葉の響きやリズムによって感性を耕し、学びの基礎となる行為を平明に解説する。

ちくま学芸文庫

「思春期《ししゅんき》を考《かんが》える」ことについて

中井《なかい》久夫《ひさお》コレクション

二〇一一年九月十日　第一刷発行
二〇二二年三月二十日　第五刷発行

著　者　中井久夫（なかい・ひさお）
発行者　喜入冬子
発行所　株式会社　筑摩書房
東京都台東区蔵前二—五—三　〒一一一—八七五五
電話番号　〇三—五六八七—二六〇一（代表）
装幀者　安野光雅
印刷所　星野精版印刷株式会社
製本所　株式会社積信堂

ISBN978-4-480-09363-9 C0111